筋学ハンドブック

―― 著 ――
飯島 治之
盆子原 秀三

医歯薬出版株式会社

This book was originally published in Japanese under the title of :

KINGAKU HANDOBUKKU
(Handbook of Muscles)

IIJIMA, Haruyuki
  Hokkaido Rehabilitation College
BONKOHARA, Shuzo
  Ryotokuji University

© 2014 1st ed.

ISHIYAKU PUBLISHERS, INC.
  7-10, Honkomagome 1 chome, Bunkyo-ku,
  Tokyo 113-8612, Japan

序　文

　近年，スポーツの概念は，高校野球のような学校で行われるクラブ活動やプロ野球のような観戦を目的にするプロスポーツを中心とするものに加えて，身体の健康維持や増進を目的とする運動を含めたものへと裾野を広げつつある．厚生労働省の調査では国民の6割以上がジョギング，エクササイズを含めた何らかのスポーツを日常的に行っているとの報告もあり，さらに次々と新しいスポーツの創造もなされている．これにともない多様なスポーツを振興するために必要なリーダー，トレーナー，また障害が生じたときに対応できる治療施術者などの人材のニーズも増加している．

　著者らは長年にわたり医療系大学において筋肉の形態や機能を学ぶ教科を担当しており，従来の教科書はページ数が多く，言葉が難解であり，より広範囲のニーズに対応した，より利用しやすい教科書の必要性を感じていた．

　本書はスポーツ，運動に関わる医療系学生を対象として具体的な筋の形態，運動，臨床的な知識をコンパクトにまとめ，学生さんの理解度，利便性を高めることを目的としたものである．

　最後に，本書のMMT写真において撮影に協力いただいた五十嵐仁信さん，それから本書を刊行に導いてくれた医歯薬出版株式会社に感謝を申し上げたい．

2014年5月

飯島 治之

盆子原 秀三

本書の見方

本書は筋の「解剖学」を出発点として,「運動学」「筋力の評価」「臨床」をコンパクトに結びつけていくという構成になっています.

原則として,見開き2ページ単位でひとつの筋を解説します.

左ページは「解剖学」です.その筋の位置・走行・形状はイラストで示しています.

また,起始,停止,支配神経はシンプルな表にまとめ,機能(作用)も解説します.

その筋について最低限知っておくべき事項が左ページに整理されていると考えてください.

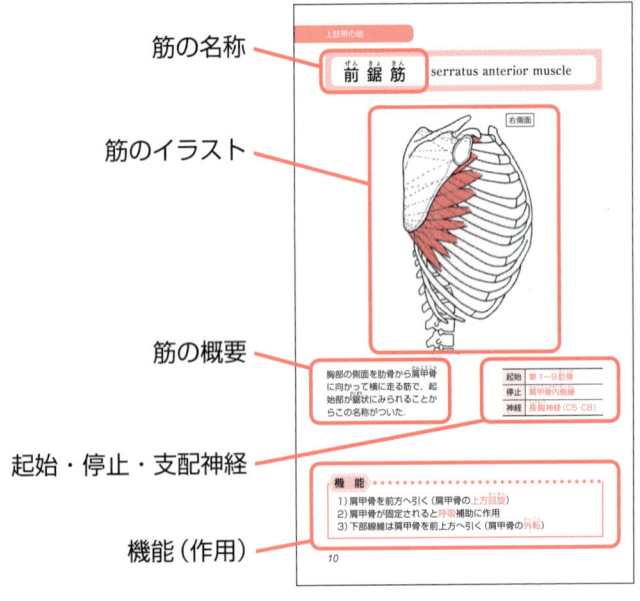

- 筋の名称
- 筋のイラスト
- 筋の概要
- 起始・停止・支配神経
- 機能(作用)

右ページでは，その筋に関連する内容をまとめています．

まず，その筋の運動に関わるより詳しい解説，あるいは他の筋との関わりについて述べています．

「MMT（3・Fair レベル）」では，Daniels らの徒手筋力検査法で筋力3（抗重力運動）の検査法を示しています．

そして最後に，「臨床で考えよう」では，疾患・症状に関連する知識を盛り込み，その筋が臨床においてどのように重要かが書かれています．

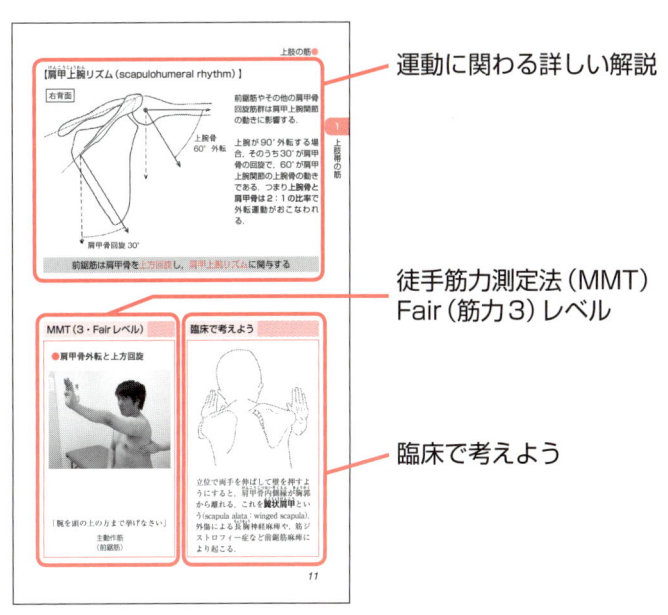

運動に関わる詳しい解説

徒手筋力測定法（MMT）
Fair（筋力3）レベル

臨床で考えよう

目　次

序　文　*iii*　　　　　　　　　本書の見方　*iv*

序　論

筋 (muscle) について　*2*
からだの面 (軸) と肢の運動　*3*
関節の運動と参考可動域角度　*4*
徒手筋力検査法 (Manual Muscle Testing：MMT)　*5*
全身の骨格 (前面)　*6*
全身の骨格 (側面)　*7*

上肢の筋

1. 上肢帯の筋
   前鋸筋　*10*
   小胸筋　*12*
   鎖骨下筋　*14*
   肩甲挙筋　*16*
   菱形筋 (大，小)　*18*
   僧帽筋　*20*
2. 肩関節の筋
   大胸筋　*22*
   広背筋　*24*
   三角筋　*26*
   棘上筋　*28*
   棘下筋　*30*
   小円筋　*32*
   肩甲下筋　*34*
   大円筋　*36*
   烏口腕筋　*38*
3. 肘関節の筋
   上腕二頭筋　*40*
   上腕筋　*42*
   腕橈骨筋　*44*
   上腕三頭筋　*46*
   肘　筋　*47*
   円回内筋　*50*
   方形回内筋　*51*
   回外筋　*54*
4. 前腕の屈筋
   長掌筋　*56*

vi

橈側手根屈筋 58	長母指外転筋 80
尺側手根屈筋 60	小指伸筋 81
浅指屈筋 62	6. 手の筋
深指屈筋 64	短母指屈筋, 短小指屈筋 82
長母指屈筋 66	
5. 前腕の伸筋	短母指外転筋, 小指外転筋 84
長橈側手根伸筋 68	
短橈側手根伸筋 69	母指対立筋, 小指対立筋 86
尺側手根伸筋 72	
総指伸筋 74	母指内転筋 88
示指伸筋 75	虫様筋 90
長母指伸筋 77	骨間筋 92
短母指伸筋 78	短掌筋 94

下肢の筋

7. 下肢帯の筋	縫工筋 122
腸腰筋 100	大腿二頭筋 124
大殿筋 102	半腱様筋 126
中殿筋 104	半膜様筋 127
小殿筋 106	9. 下腿の筋
大腿筋膜張筋 108	腓腹筋 130
梨状筋, 内閉鎖筋 110	ヒラメ筋 132
双子筋, 大腿方形筋 111	足底筋, 膝窩筋 134
外閉鎖筋 112	長母趾屈筋 136
8. 大腿の筋	長趾屈筋 137
大内転筋 114	後脛骨筋 138
恥骨筋 115	前脛骨筋 139
薄 筋 116	長腓骨筋 142
長内転筋, 短内転筋 118	短腓骨筋 143
大腿四頭筋 120	長趾伸筋, 第三腓骨筋 146

vii

長母趾伸筋　*148*
10. 足の固有筋
　　短趾伸筋　*150*
　　短母趾伸筋　*151*
　　短母趾屈筋　*152*
　　母趾内転筋　*154*
　　母趾外転筋　*156*
　　短小趾屈筋　*157*
　　小趾外転筋　*158*
　　短趾屈筋　*160*
　　足底方形筋，虫様筋　*162*
　　骨間筋　*164*

体幹の筋

11. 胸部の筋
　　外肋間筋，内肋間筋　*172*
12. 腹部の筋
　　腹直筋，錐体筋　*176*
　　外腹斜筋　*178*
　　内腹斜筋　*180*
　　腹横筋　*182*
　　骨盤底筋　*184*
13. 背部・腰部の筋
　　腰方形筋　*186*
　　上後鋸筋，下後鋸筋　*188*
　　腸肋筋　*190*
　　棘　筋　*191*
　　最長筋　*192*
　　半棘筋，多裂筋，回旋筋　*194*

14. 頭頸部の筋
　　大後頭直筋，小後頭直筋，上頭斜筋，下頭斜筋　*198*
　　板状筋　*200*
　　胸鎖乳突筋　*202*
　　舌骨上筋　*204*
　　舌骨下筋　*206*
　　舌筋，口蓋筋　*210*
　　咽頭収縮筋，咽頭挙筋　*212*
　　喉頭筋　*213*
　　斜角筋　*214*
　　椎前筋　*216*
　　表情筋　*218*
　　側頭筋，咬筋　*222*
　　翼突筋　*224*
　　眼　筋　*226*

参考文献　*227*　　　　　索　引　*229*

◆TOPICS◆

肩甲骨の動きと主に働く筋 *15*
腋窩隙とは *49*
橈骨遠位端骨折とは *53*
滑液鞘（腱鞘） *67*
猿手，鷲手，下垂手 *71*
大胸筋の運動 *95*
上肢筋の支配神経と髄節 *96*
上肢筋の関節運動 *97*
鵞足 *129*
膝窩筋の役割とは *135*
足の捻挫とは *141*
X脚 *145*
膝関節の生理的外反の意味とは *166*
大腿骨頸部の役割とは *167*
下肢筋の支配神経と髄節 *168*
下肢筋の関節運動 *169*
横隔膜【diaphragm】 *174*
腹直筋鞘 *179*
腹筋と腹圧 *183*
呼吸筋とは *189*
腰椎にかかる力 *193*
胸腰筋膜 *197*
構音障害とは *209*
咽頭，喉頭とは *211*
斜角筋症候群とは *215*
嚥下障害とは *217*

序論

筋（muscle）について　*2*
からだの面（軸）と肢の運動　*3*
関節の運動と参考可動域角度　*4*
徒手筋力検査法（Manual Muscle Testing：MMT）　*5*
全身の骨格（前面）　*6*
全身の骨格（側面）　*7*

序論

筋（muscle）について

筋は化学的エネルギーを消費して力学的エネルギーを生み出す源である．
関節を介して骨格を動かす随意筋を骨格筋という．これによって身体運動が生じる．骨格筋は関節をまたいで骨につき，テコの作用で力を骨に伝えている．

●筋の作用

起始と停止：筋は骨に付着している．多くの筋は一つの骨から起こり，別の骨についている．身体の中心に近い方を **起始**，動きを多くともなう方を **停止** という．

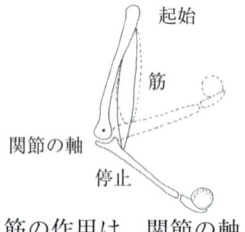

筋の作用は，関節の軸と筋の走行による．

第3種のテコ

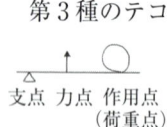

支点 力点 作用点
　　　　　（荷重点）

左図のように，関節を軸として回転運動をしていることから，軸を支点，筋の付着部を力点，把持しているところを作用点とみなすことができる．

●筋収縮の様式

筋収縮
- **等尺性収縮**（とうしゃくせい）：筋の長さが変わらない収縮
  アイソメトリック（isometric contraction）
- **等張性収縮**（とうちょうせい）
  アイソトニック（isotonic contraction）
  筋の長さが変わる収縮
  - **求心性収縮**（きゅうしんせい）：起始と停止が近づく
    コンセントリック（concentric contraction）
  - **遠心性収縮**（えんしんせい）：起始と停止が遠ざかる
    エキセントリック（eccentric contraction）

序　論

からだの面(軸)と肢の運動

身体運動を空間でとらえるには，下図の3つの基本面に直行する運動軸において，各関節が回転運動をおこなっていると理解するとわかりやすい．

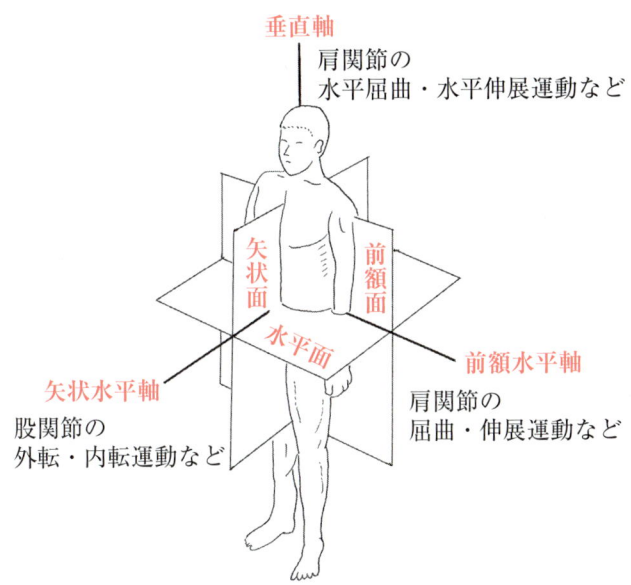

矢状面(Sagittal Plane)
　身体を前後に貫く線で鉛直に切った縦断面．無数にある．図のように中央にあるものを特に正中面という．

前額面(Frontal Plane)
　矢状面に垂直な縦断面．無数にある．

水平面(Horizontal Plane)
　直立位で地面に並行する横断面．無数にある．横断面ともいう．

序論

関節の運動と参考可動域角度

各関節の運動と，動く範囲を参考角度として示した．

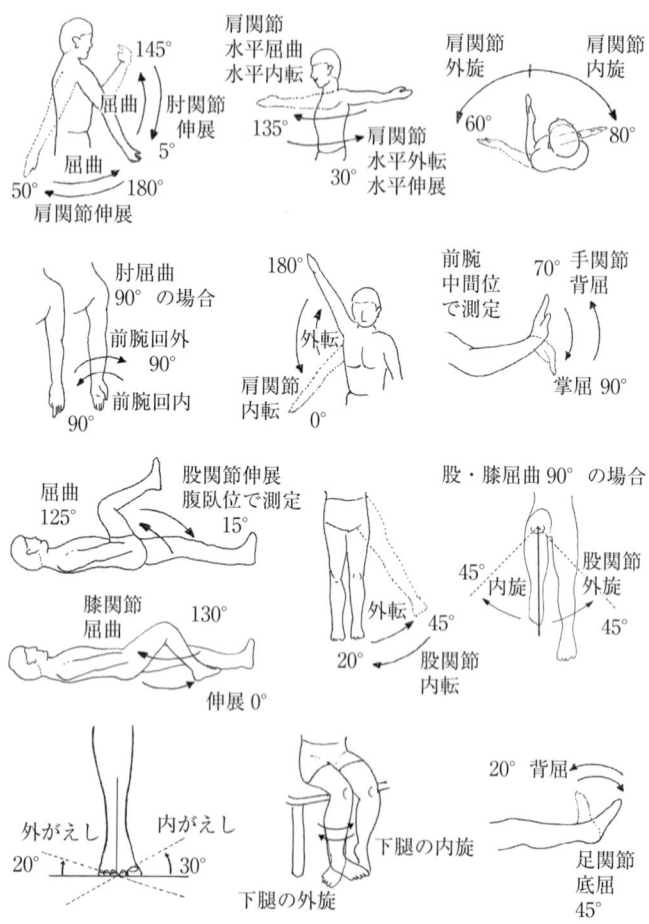

徒手筋力検査法（Manual Muscle Testing：MMT）

徒手（器具など使わず）によって簡便に人体の主要な筋肉の筋力を判定する検査法であり，臨床場面で多く用いられる．

●検査
個々の筋，または協同して動く筋群に対して順に行われる．多くの場合は，筋を等尺性に収縮させた状態で徒手抵抗を加える抑止テストである．

●検査手順
対象とする筋を検査する場合は，決められた検査肢位にさせ，対象とする筋を収縮させる．被検査者にはその状態を保持するよう指示する．
検査者はその筋に伸張方向（または関節運動での逆方向）の徒手抵抗を加える．その際の筋の収縮保持能力によって，段階づけし判定する．

●判定
検査結果は数値，またはアルファベットによって量的に表現される．
基本的には以下の6段階である．

5（Normal）：運動範囲全体にわたり動かすことができ，最大の徒手抵抗に抗して最終運動域を保持できる．

4（Good）：運動範囲全体にわたり動かすことができ，中程度〜強度の徒手抵抗に抗して最終運動域を保持できる．

3（Fair）：運動範囲全体にわたり動かすことができるが，徒手抵抗には抗することができない．重力の抵抗だけに対して，運動範囲内を完全に動かせる．

　　　　＊この本は抗重力肢位の図のみ記載されている．

2（Poor）：重力の影響を除いた肢位でなら，運動範囲全体，または一部にわたり動かすことができる．

1（Trace）：筋収縮が目に見える，または触知できるが，関節運動はおこらない．

0（Zero）：筋収縮・関節運動は全くおこらない．

序論

全身の骨格（前面）

筋の学習においては，その付着部である骨の理解が重要である．ここでは，全身の骨格の概要と主なランドマーク（骨標点）を示す．

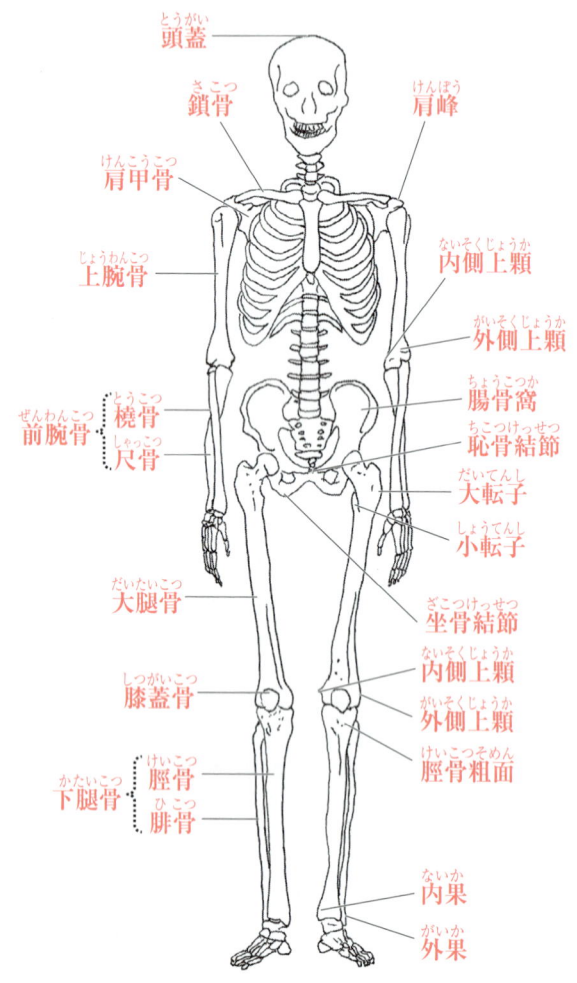

序論

全身の骨格（側面）

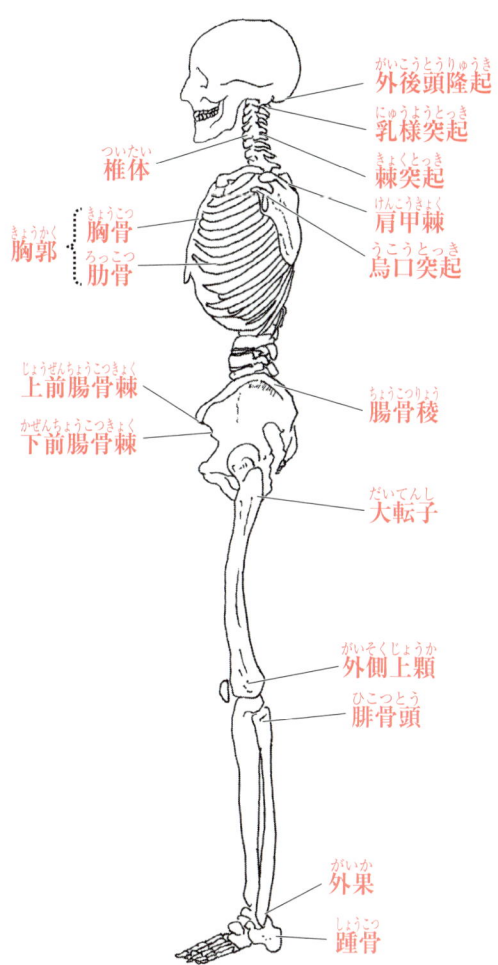

上肢の筋

1. 上肢帯の筋
   前鋸筋　*10*
   小胸筋　*12*
   鎖骨下筋　*14*
   肩甲挙筋　*16*
   菱形筋（大，小）　*18*
   僧帽筋　*20*
2. 肩関節の筋
   大胸筋　*22*
   広背筋　*24*
   三角筋　*26*
   棘上筋　*28*
   棘下筋　*30*
   小円筋　*32*
   肩甲下筋　*34*
   大円筋　*36*
   烏口腕筋　*38*
3. 肘関節の筋
   上腕二頭筋　*40*
   上腕筋　*42*
   腕橈骨筋　*44*
   上腕三頭筋　*46*
   肘　筋　*47*
   円回内筋　*50*
   方形回内筋　*51*
   回外筋　*54*
4. 前腕の屈筋
   長掌筋　*56*
   橈側手根屈筋　*58*
   尺側手根屈筋　*60*
   浅指屈筋　*62*
   深指屈筋　*64*
   長母指屈筋　*66*
5. 前腕の伸筋
   長橈側手根伸筋　*68*
   短橈側手根伸筋　*69*
   尺側手根伸筋　*72*
   総指伸筋　*74*
   示指伸筋　*75*
   長母指伸筋　*77*
   短母指伸筋　*78*
   長母指外転筋　*80*
   小指伸筋　*81*
6. 手の筋
   短母指屈筋，短小指屈筋　*82*
   短母指外転筋，小指外転筋　*84*
   母指対立筋，小指対立筋　*86*
   母指内転筋　*88*
   虫様筋　*90*
   骨間筋　*92*
   短掌筋　*94*

上肢帯の筋

前鋸筋 serratus anterior muscle

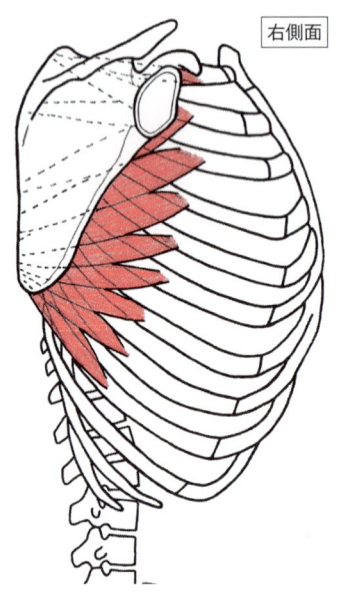

右側面

胸部の側面を肋骨から肩甲骨に向かって横に走る筋で，起始部が鋸状にみられることからこの名称がついた．

起始	第1～9肋骨
停止	肩甲骨内側縁
神経	長胸神経（C5-C8）

機能

1) 肩甲骨を前方へ引く（肩甲骨の上方回旋）
2) 肩甲骨が固定されると呼吸補助（吸気）
3) 下部線維は肩甲骨を前上方へ引く（肩甲骨の外転）

上肢の筋

【肩甲上腕リズム (scapulohumeral rhythm)】

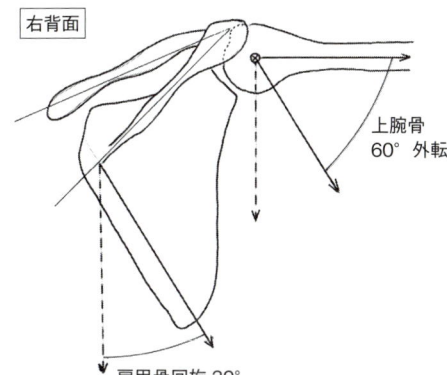

右背面

上腕骨 60°外転

肩甲骨回旋 30°

前鋸筋やその他の肩甲骨回旋筋群は肩甲上腕関節の動きに影響する．

上腕が 90°外転する場合，そのうち 30°が肩甲骨の回旋で，60°が肩甲上腕関節の上腕骨の動きである．つまり上腕骨と肩甲骨は 2：1 の比率で外転運動がおこなわれる．

前鋸筋は肩甲骨を上方回旋し，肩甲上腕リズムに関与する

MMT（3・Fair レベル）

●肩甲骨外転と上方回旋

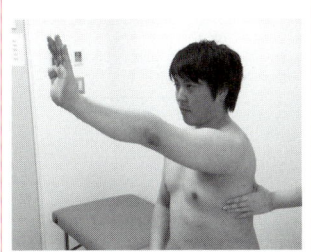

「腕を頭の上の方まで挙げなさい」

主動作筋
（前鋸筋）

臨床で考えよう

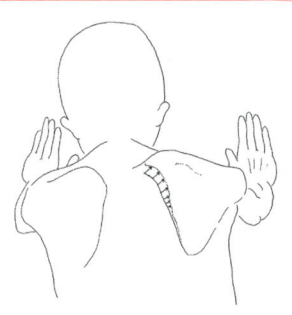

立位で両手を伸ばして壁を押すようにすると，肩甲骨内側縁が胸郭から離れる．これを翼状肩甲という (scapula alata：winged scapula)．外傷による長胸神経麻痺や，筋ジストロフィー症など前鋸筋麻痺により起こる．

上肢帯の筋

小胸筋 pectoralis minor muscle

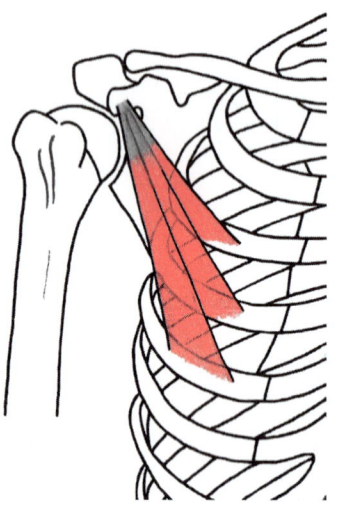

右前面

胸部において大胸筋の下層にあり，肋骨から肩甲骨に向かって斜め上方に走行する三角形をした筋である．

起始	第3～5肋骨前面
停止	烏口突起
神経	胸筋神経（C6-T1）

機能

1) 肩を前下方へ引く（外転および内旋）
2) 停止部が固定されると肋骨を挙上（呼吸補助：吸気）

上肢の筋

【肩甲骨の下制と外転】

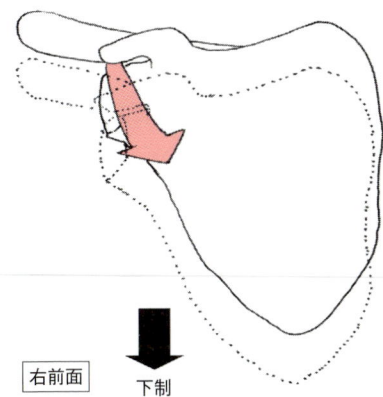

右前面　下制

小胸筋は肩甲骨を前に傾ける（前傾）ことで下制作用に働く．また外方への移動に作用することで肩甲骨を外転する．

前鋸筋が同時に働くと，肩甲骨を前方に引く力，すなわち外転力として働き，腕立て伏せのような動作の場合のプッシュアップに有効な力となる．

また，深呼吸の際は，肋骨を持ち上げ強制吸気筋として働く．

小胸筋は強制吸気筋としても働く

MMT（3・Fair レベル）

● 肩甲骨下制と内転

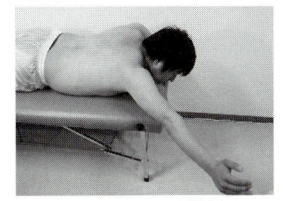

● 肩甲骨外転と上方回旋

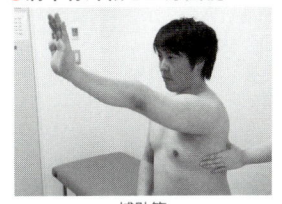

補助筋
（小胸筋）

臨床で考えよう

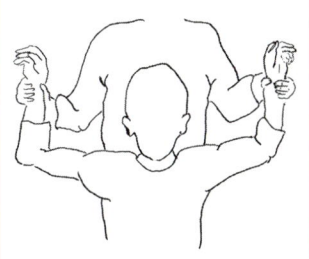

胸郭出口症候群の一つである小胸筋症候群（過外転症候群）は，小胸筋の烏口突起停止部の後方における腕神経叢と鎖骨下動脈が絞扼（しめつけ）されることにより，神経障害と血流障害に基づく上肢痛，上肢のしびれ，頸肩腕痛を生じる（上図はライトテスト）．

1 上肢帯の筋

上肢の筋

◆ TOPICS ◆

肩甲骨の動きと主に働く筋

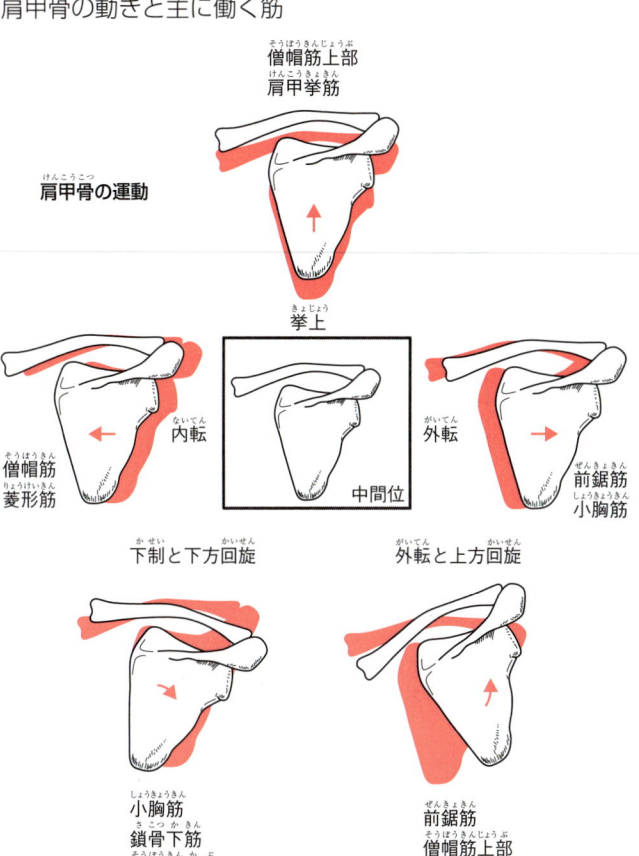

僧帽筋上部
肩甲挙筋

肩甲骨の運動

挙上

内転　　中間位　　外転

僧帽筋
菱形筋

前鋸筋
小胸筋

下制と下方回旋　　外転と上方回旋

小胸筋
鎖骨下筋
僧帽筋下部

前鋸筋
僧帽筋上部

上肢帯の筋

肩甲挙筋 levator scapulae muscle

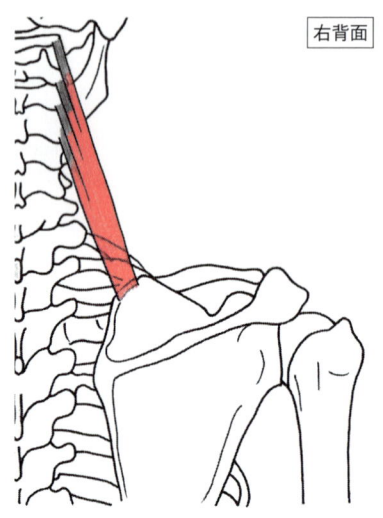

右背面

頸部側面上方から斜め下方の肩甲骨に向かって走行する筋で，起始は4尖に分かれる．

起始	C1-C4頸椎横突起後結節
停止	肩甲骨上角
神経	肩甲背神経（C4-C6）

機能

1) 肩甲骨の下方回旋および内転
2) 停止が固定されると頸部の側屈および軽度回旋．また，両側が働くと頸部を軽度後屈

上肢の筋

【肩甲挙筋と僧帽筋上部線維との共同作用】

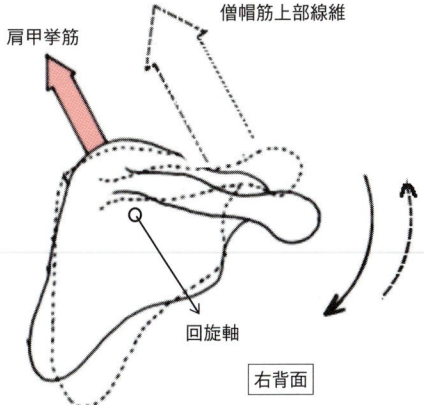

右背面

肩甲挙筋は肩甲骨を内転・下方回旋する．また頸椎の回旋を制限する．肩甲骨の上角に付着しているので，収縮すると肩峰部は挙上しないで上角部だけが挙上される．

僧帽筋とは内転運動では共同筋であるが，回旋運動では拮抗筋である．

僧帽筋とともに肩を**すくめる**動作の時に働く

MMT（3・Fair レベル）

● 肩甲骨挙上

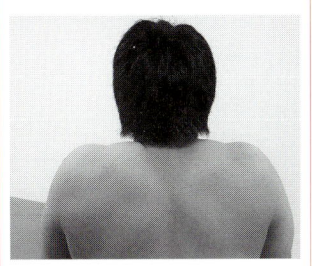

「両肩をすくめなさい」

主動作筋
（僧帽筋上部，肩甲挙筋）

臨床で考えよう

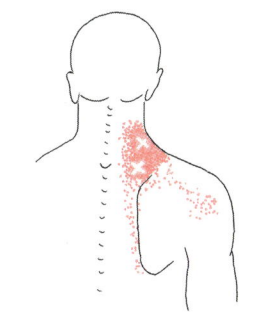

一側性に短縮することが多く，頸部の動きに影響を与える．短縮が起こるとその同側に側屈と回旋した肢位となる．また**筋筋膜性疼痛症候群**の**トリガーポイント**（発痛点）が認められる部位の一つである．

上肢帯の筋

菱形筋(大, 小) rhomboideus muscle

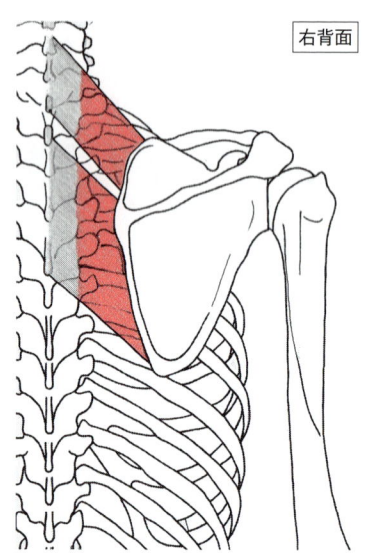

右背面

背部の僧帽筋の下層を脊柱から斜め下方の肩甲骨へ向かって走行する菱形の筋で，大菱形筋と小菱形筋が存在する．

起始	胸椎棘突起(T1-T4)，頸椎棘突起・項靭帯
停止	肩甲骨内側縁
神経	肩甲背神経(C4-C6)

機 能

1) 肩甲骨の下方回旋
2) 停止が固定されると頸部の側屈

上肢の筋

【肩甲骨の挙上と下方回旋】

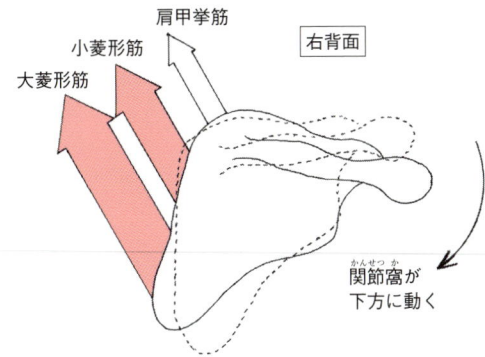

菱形筋は肩甲骨を脊柱に引き寄せることで肩甲胸郭関節での固定に関与する.

肩甲挙筋とともに内側縁下部を引き上げ，これにより肩甲骨は下方回旋する.

菱形筋は肩甲胸郭関節での安定性に関与する

MMT（3・Fair レベル）

●肩甲骨内転と下方回旋

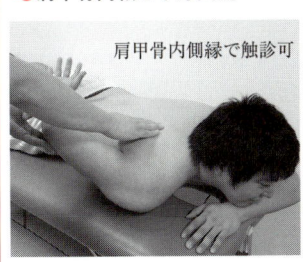

「手を背中から離すように持ち上げなさい」

主動作筋
（大・小菱形筋）

臨床で考えよう

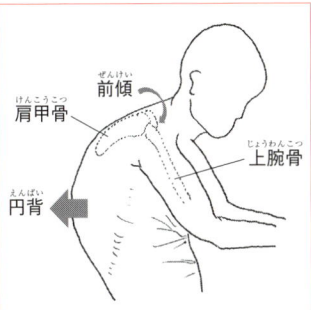

菱形筋の緊張が低下すると肩甲骨が脊柱から離れて円背となる．肩の姿勢保持に重要な筋肉である．また肩甲骨が前傾すると，烏口肩峰アーチが下がり腕の前方挙上においてストレスを生じる（肩峰下インピンジメント症候群）．

上肢帯の筋

僧帽筋 trapezius muscle

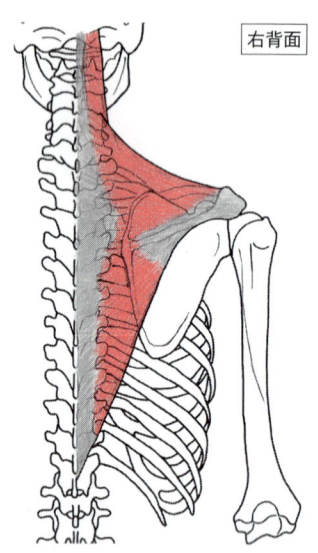

右背面

背部の浅層にある大型の筋．頭部および脊柱（頸部および胸部）から肩甲骨に向かって横に走る扇形の筋で，左右の筋を合わせた形状が僧侶がかぶる帽子に似ていることからこの名称がついている．

起始	後頭骨上項線，外後頭隆起，項靱帯，胸椎棘突起
停止	鎖骨外側1/3・肩峰・肩甲棘
神経	副神経，頸神経（C3-C4）

機能

1) 全体が収縮すると肩を引く（肩甲骨の内転）
2) 上部が収縮すると肩甲骨の挙上（肩甲骨の上方回旋）
3) 下部が収縮すると肩甲骨の下制
4) 停止が固定されると頸部の側屈および軽度後屈

20

上肢の筋

【肩甲骨の回旋筋群】

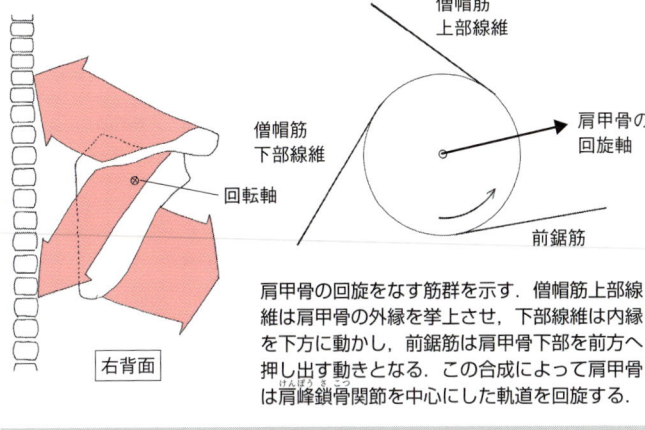

肩甲骨の回旋をなす筋群を示す．僧帽筋上部線維は肩甲骨の外縁を挙上させ，下部線維は内縁を下方に動かし，前鋸筋は肩甲骨下部を前方へ押し出す動きとなる．この合成によって肩甲骨は肩峰鎖骨関節を中心にした軌道を回旋する．

僧帽筋（上・下部線維）は肩甲骨の<u>上方回旋</u>に作用する

MMT（3・Fair レベル）

● 肩甲骨下制と内転（下部線維）

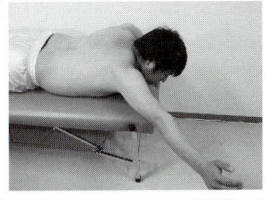

● 肩甲骨内転（中部線維）

肩甲骨を内側に引きつける

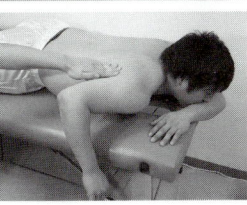

「腕を台からできるだけ高く挙げなさい」

主動作筋
（僧帽筋）

臨床で考えよう

・三角筋筋力低下が生じた場合，肩関節屈曲時に僧帽筋上部線維の代償により肩甲骨が挙上する．
・脊髄損傷，特に四肢麻痺（第3,4頸髄節残存）では，僧帽筋は胸鎖乳突筋とともに頸部の運動に関与する．また，第3,4頸髄節残存では，横隔膜による呼吸（吸息）運動が主になるので，その補助筋として僧帽筋上部線維が働くので肩甲帯が挙上位になりやすい．

21

肩関節の筋

大胸筋 pectoralis major muscle

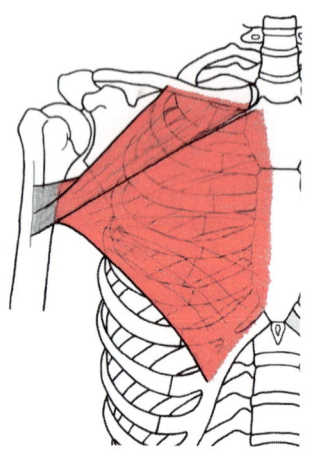

右前面

胸部前面の表層にある大型の筋で，上腕骨と胸部の間に放射状に広がる．鎖骨部，胸肋部，腹部に区分され，ボディービルでよく鍛錬される．

起始	鎖骨内側半分，胸骨・肋軟骨，腹直筋鞘前葉
停止	上腕骨大結節稜
神経	外側および内側胸筋神経（C5-T1）

機 能

1) 水平位において収縮すると上肢を体幹に引き付ける（内転）また，上肢を前方へ移動する（肩甲骨の内旋）
2) 中間位において鎖骨部が収縮すると上肢を前方へ挙上（肩関節の屈曲）．また，上方位にあるときは上肢を下制
3) 中間位において上腕骨の軽度内旋
4) 上部線維は水平位において軽度外転

上肢の筋

【肢位の変化で作用が異なる】

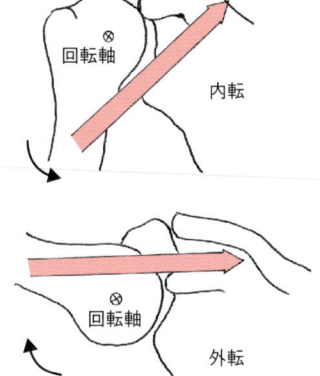

大胸筋は鎖骨部と胸腹部線維に分けられる．鎖骨部は三角筋前部線維の走行と類似する．

大胸筋鎖骨部は肩関節屈曲と水平屈曲，内転，内旋作用をおこなう．しかし肢位の変化で，内転（上図），外転（下図）のいずれにも作用する．習慣的機能の逆転という．

大胸筋鎖骨部線維は上腕骨が水平より高い時は外転に作用する

MMT（3・Fair レベル）

●肩関節水平内転

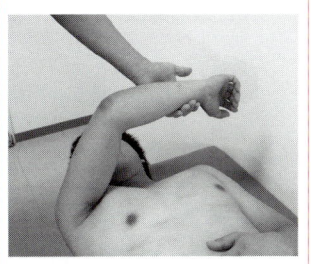

鎖骨部「腕を上かつ内方に動かしなさい」
胸骨部「腕を下かつ内方に動かしなさい」

主動作筋
（大胸筋鎖骨部　胸骨部）

臨床で考えよう

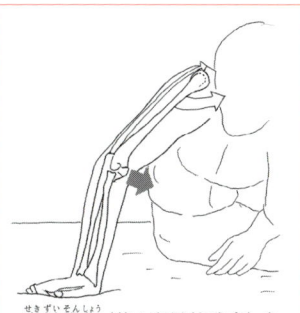

脊髄損傷（第6頸髄節残存）患者が起き上がり時に上腕を引きつけて肘を伸展方向にロックすることで安定性を補っている．これは上腕三頭筋が働かないので，大胸筋の鎖骨部線維，三角筋前部線維の作用によるものである．

肩関節の筋

広背筋 latissimus dorsi muscle

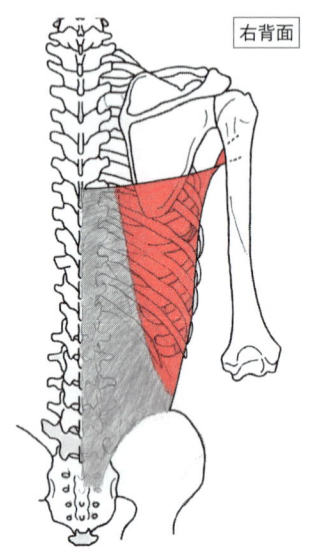

右背面

背部の下半分を広くおおい，脊柱から上腕骨に向かって斜め上方に走行し，上腕骨にいたる，大型で三角形の筋．一部の筋束は肩甲骨の下縁につく．

起始	胸腰筋膜，胸椎棘突起，腰椎棘突起，腸骨稜後部
停止	上腕骨小結節稜
神経	胸背神経（C6-C8）

機 能

1) 水平位にあるとき，肩関節の内転
2) 肩関節の伸展
3) 肩関節の伸展時に上肢の軽度内旋
4) 停止が固定されると体幹の挙上

上肢の筋

【上腕骨と胸郭に付着する筋群】

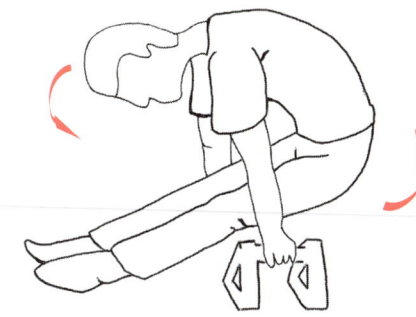

上腕骨と胸郭に付着するのは大胸筋と広背筋である．広背筋は肩関節の強力な内転，伸展，内旋に作用し，同時に肩甲帯の下制に関与する．

プッシュアップ動作（上肢で体幹を支える）時に働く．へそを覗き込むようにすると骨盤が挙上（hip hiker）する．その他の主動作筋は三角筋（肩関節屈曲），前鋸筋（肩甲帯の前方突出）である．

広背筋はプッシュアップ動作（骨盤挙上）に働く

MMT（3・Fair レベル）

● 肩関節伸展

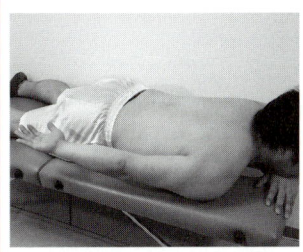

「腕をできるだけ高く後ろに挙げなさい」
主動作筋
（広背筋，三角筋後部，大円筋）

臨床で考えよう

僧帽筋や広背筋は，脊髄損傷では麻痺域と健常域を結ぶ筋群として**ブリッジ マッスル**（Bridge muscle）という．損傷高位によっては重要な姿勢調整に対する代償的な機能をもつ．また広背筋は体幹の固定性と反作用による骨盤挙上，骨盤のコントロールに不可欠であり，これにより移乗動作を行うことができる．

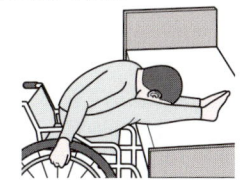

（前方アプローチ　第6頸髄節機能残存の場合）

肩関節の筋

三角筋 deltoid muscle

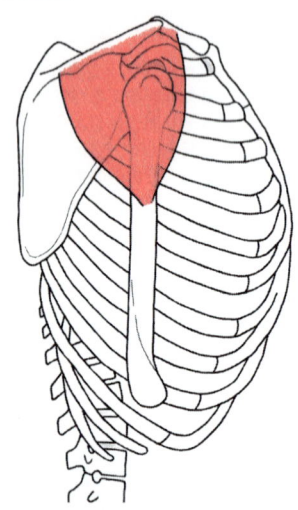
右側面

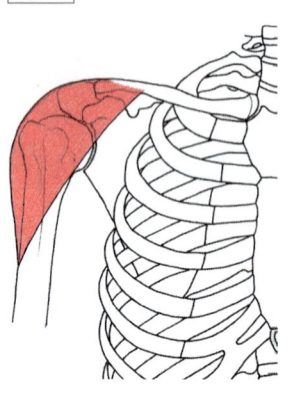
右前面

肩関節をおおう丸みのある筋で，鎖骨および肩甲骨から始まり横に走行し，肩関節をおおった後，角度を変えて下方へ向かい上腕骨に達する．形状が三角形にみえるためこの名称がついている．

起始	肩甲棘，肩峰，鎖骨外側1/3
停止	上腕骨三角筋粗面
神経	腋窩神経（C5-C6）

機 能

1) 中間位において中央が収縮すると上肢を水平まで上げる（外転）
2) 中間位において前部が収縮すると肩関節の屈曲（前方挙上）．また，上肢が内旋していると上肢を完全に上方まで挙上
3) 水平位において前部が収縮すると肩関節の水平屈曲
4) 中間位において後部が収縮すると肩関節の伸展
5) 水平位において後部が収縮すると肩関節の水平伸展

上肢の筋

【三角筋と棘上筋との共同作用】

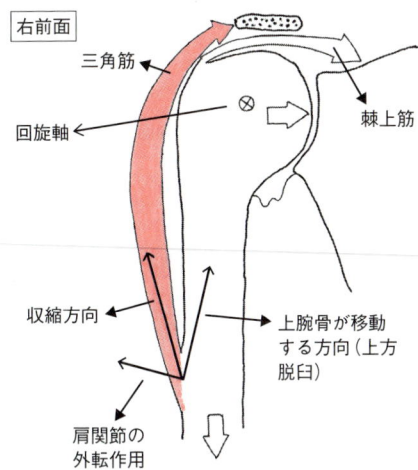

右前面

- 三角筋
- 回旋軸
- 棘上筋
- 収縮方向
- 上腕骨が移動する方向（上方脱臼）
- 肩関節の外転作用

三角筋は肩関節外転に作用するが，その筋のみが働くと上腕骨が上方向に移動し上方脱臼を引き起こす．

上腕骨頭を関節窩に引きつける作用（つまり棘上筋）により，三角筋での外転運動がうまく作用する．

2 肩関節の筋

三角筋は棘上筋によって効率よく働く

MMT（3・Fair レベル）

●肩関節屈曲（前方挙上）

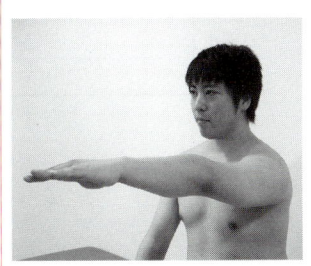

「腕を前方から肩の高さまで挙げなさい」

主動作筋
（三角筋前部線維　烏口腕筋）

臨床で考えよう

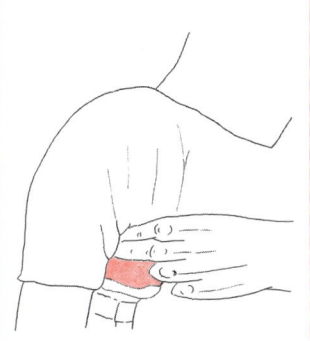

松葉杖による腋窩神経の圧迫で**三角筋麻痺**が生じる．腋と松葉杖の間に指が2～3本入るように高さを調節する．

27

肩関節の筋

棘上筋 supraspinatus muscle

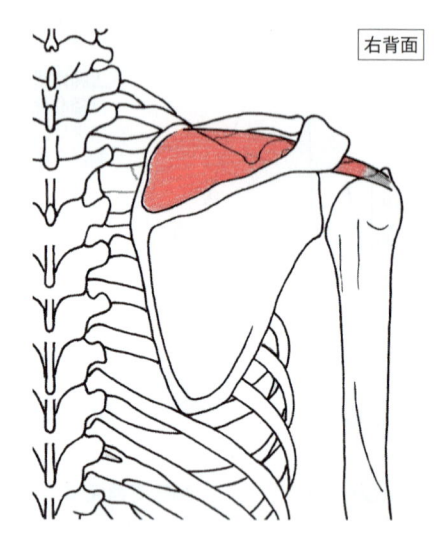

右背面

背部において肩甲骨後面上部の棘上窩をうめ，三角筋の下層を横に走行する筋で，停止腱は肩関節を上からおおう上腕回旋筋（回旋筋腱板）の一つである．

起始	肩甲骨棘上窩
停止	上腕骨大結節上部
神経	肩甲上神経（C5-C6）

機能
1) 中間位において肩関節の外転
2) 水平位において上肢の挙上

上肢の筋

【肩のロッキングメカニズム】

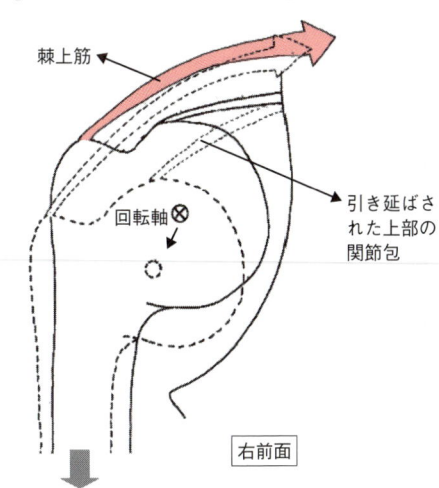

棘上筋

回転軸 ⊗

引き延ばされた上部の関節包

右前面

上腕骨骨頭は関節窩の傾斜面を転がり落ちる傾向がある．それを防いでいるのが棘上筋である．

この筋が麻痺すると上肢の重みにより亜脱臼となり，関節包を下方に引っ張ることで痛みの原因となる．

2 肩関節の筋

棘上筋は安静時でも上肢の重みに対して働いている

MMT（3・Fair レベル）

●肩関節外転（側方挙上）

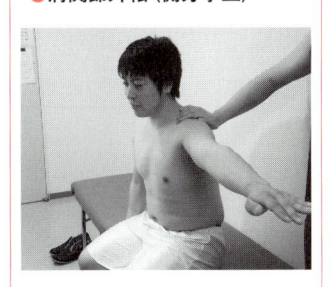

「腕を外から肩の高さまで挙げなさい」

主動作筋
（三角筋中部線維　棘上筋）

臨床で考えよう

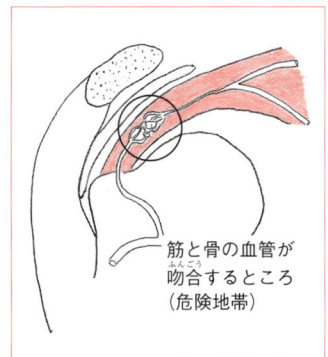

筋と骨の血管が吻合するところ（危険地帯）

棘上筋の上方には三角筋があり，筋肉同士の摩擦軽減のために三角筋下滑液包が存在する．そこで炎症が生じると，**肩関節周囲炎**，いわゆる**四十肩**となる．

29

肩関節の筋

棘下筋 infraspinatus muscle

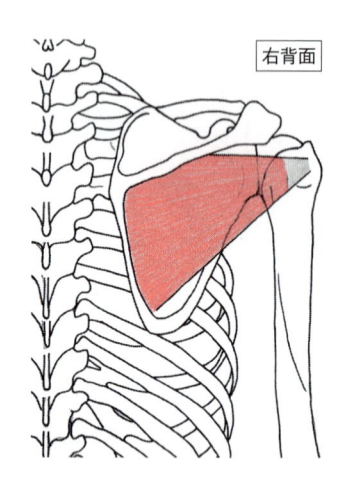

右背面

肩甲骨の後面下部にあり，三角筋の下層を横に走行し上腕骨に向かう筋で，停止腱は肩関節を後からおおう上腕回旋筋（回旋筋腱板）の一つである．

起始	肩甲骨棘下窩
停止	上腕骨大結節中部
神経	肩甲上神経 (C5-C6)

機能

1) 水平位において上肢を内転
2) 中間位において肩関節の外旋
3) 水平前方位において肩を横に開く（肩関節の水平伸展）

上肢の筋

【棘下筋は骨頭を関節窩へ引きつける】

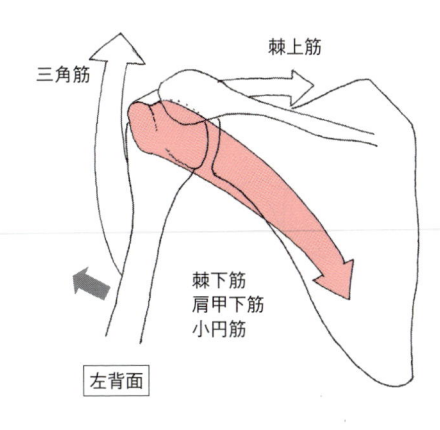

棘上筋
三角筋
棘下筋
肩甲下筋
小円筋

左背面

骨頭の大きさに比べ関節窩は極めて小さく，また関節包もゆるいので，筋走行によって力学的弱点を補強している．

三角筋の外転作用には，関節窩への骨頭の圧迫において棘上筋による水平方向と棘下筋，肩甲下筋，小円筋の斜め下方向への力が必要である．

2 肩関節の筋

肩の外転作用には，骨頭を関節窩に斜め下方への力が必要

MMT（3・Fairレベル）

●肩関節外旋

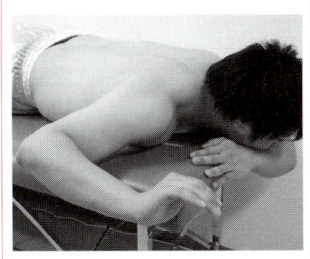

「腕を台の高さまで挙げなさい」
主動作筋
（棘下筋　小円筋）

臨床で考えよう

投球動作などを頻回に繰り返すことで肩へのストレスが高まり，肩甲上神経障害による棘下筋の萎縮が生じる．肩甲上神経はその走行から肩甲切痕と棘切痕という部位で神経が絞扼（しめつけ）されやすい．

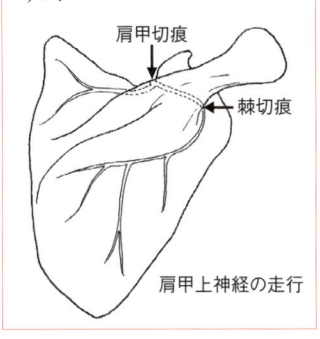

肩甲切痕
棘切痕
肩甲上神経の走行

肩関節の筋

小円筋 teres minor muscle

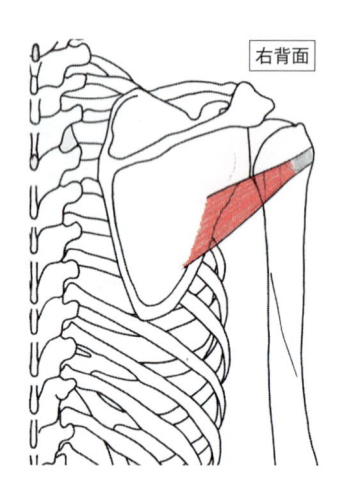

右背面

三角筋の下層で肩甲骨の後面中部にあり，斜め上方へ向かう筋で，停止腱は肩関節を後からおおう上腕回旋筋（回旋筋腱板）の一つである．

起始	肩甲骨外側縁下部
停止	上腕骨大結節下部
神経	腋窩神経（C5-C6）

機能

1）水平位において上肢の内転
2）中間位において肩関節の外旋，軽度伸展
3）水平前方位において肩関節の水平伸展

上肢の筋

【回旋筋腱板　ローテーターカフ （rotator cuff）】

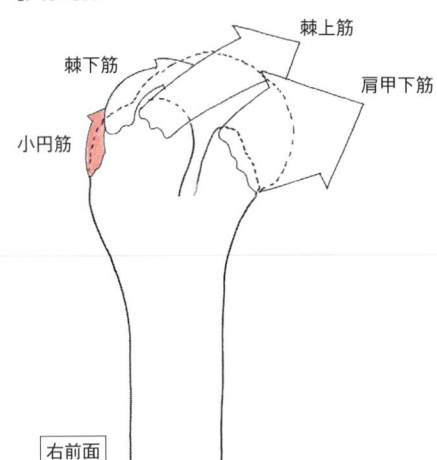

棘上筋
棘下筋
肩甲下筋
小円筋

右前面

上腕骨の大結節，小結節に付着する4つの筋は，まとまって一つの腱板を形成している．これを**回旋筋腱板（ローテータカフ）**という．前方から肩甲下筋，棘上筋，棘下筋，小円筋と並ぶ．

2　肩関節の筋

> **回旋筋腱板**は関節唇に骨頭を引き付け，肩の動的安定性を担う

MMT（3・Fair レベル）

● 肩関節外旋

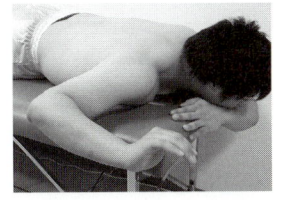

● 肩関節水平外転

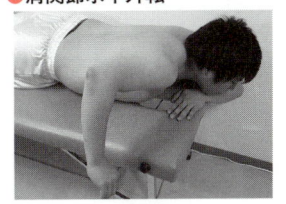

補助筋
（棘下筋　小円筋）

臨床で考えよう

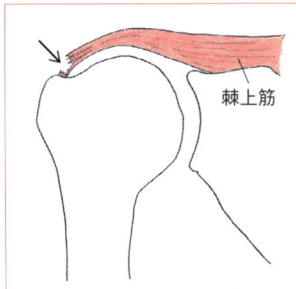

棘上筋

腱板付着部での断裂を腱板損傷という．特に棘上筋腱に多発する．完全断裂では，運動痛（夜間時痛），有痛弧，断裂部の触診，貯留液，棘上筋と棘下筋の萎縮，機能障害が認められる．不全では，二次性による腱板炎や肩峰下滑液包炎の症状が認められる．

33

肩関節の筋

肩甲下筋 subscapularis muscle

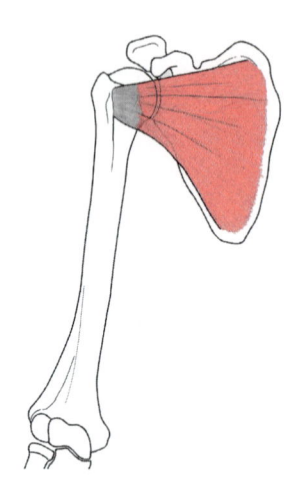

右前面

肩甲骨の前面をおおい上腕骨に向かって横に走る扇形の筋で，停止腱は肩関節を前からつつむ上腕回旋筋（回旋筋腱板）の一つである．

起始	肩甲骨肋骨面
停止	上腕骨小結節
神経	肩甲下神経（C5-C6）

機能

1）水平位において上肢の内転
2）中間位において肩関節の内旋

上肢の筋

【肩の回旋筋群】

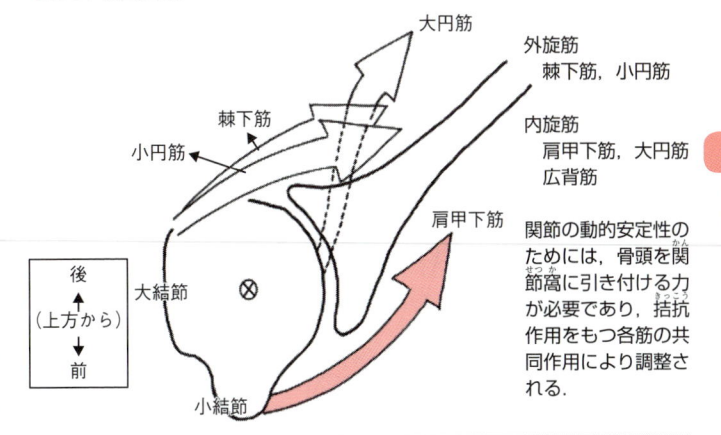

外旋筋
　棘下筋，小円筋

内旋筋
　肩甲下筋，大円筋
　広背筋

関節の動的安定性のためには，骨頭を関節窩に引き付ける力が必要であり，拮抗作用をもつ各筋の共同作用により調整される．

後（上方から）前

内旋筋に比べ外旋筋は弱い

MMT（3・Fair レベル）

●肩関節内旋

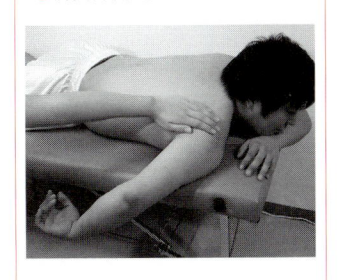

「手を後ろ，上のほうに挙げなさい」

主動作筋
（肩甲下筋　大胸筋　広背筋　大円筋）

臨床で考えよう

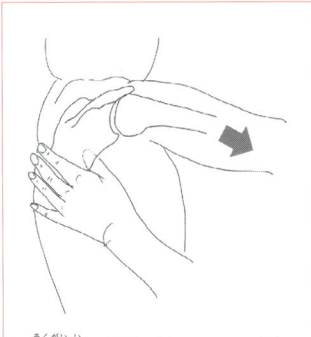

側臥位の状態で腋の下から手を入れて，肩甲骨の内側面を触診できる．さらに上腕骨を内旋すると，肩甲下筋の存在が確かめられる．この際，広背筋と大円筋との区別は難しい．

肩関節の筋

大円筋 teres major muscle

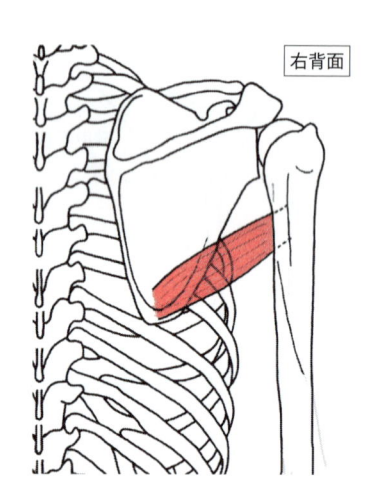

右背面

肩甲骨の後面下部外側縁から上腕骨に向かって斜め前方に走行する筋．上腕三頭筋の長頭とクロスし，内側と外側の腋窩隙を形成する．

起始	肩甲骨下角
停止	上腕骨小結節稜
神経	肩甲下神経 (C5-C6)

機能

1) 水平位において上肢の内転
2) 中間位において肩関節の内旋
3) 水平前方位において水平回旋
4) 上腕骨を軽く後方へ引く（伸展）

36

上肢の筋

【大円筋と菱形筋との共同作用】

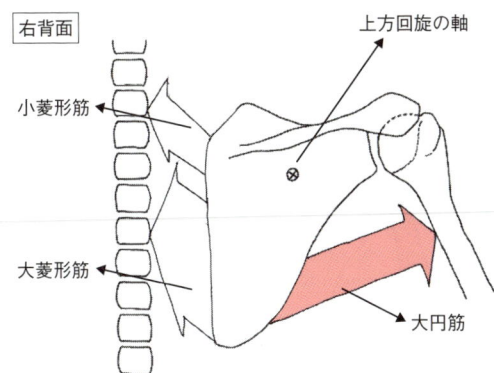

右背面

- 小菱形筋
- 大菱形筋
- 上方回旋の軸
- 大円筋

大円筋だけが働くと肩甲骨の上方回旋が生じる．

菱形筋の収縮は肩甲骨の回旋を防ぎ，大円筋による上肢の内転を補助している．

2 肩関節の筋

大円筋は広背筋とほとんど同様の機能を持っている．
そのため広背筋の little helper（Wells）といわれる．

MMT（3・Fair レベル）

●肩関節伸展（後方挙上）

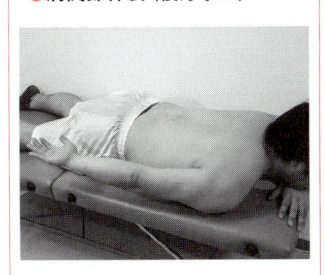

「腕をできるだけ高く挙げなさい」
主動作筋
（広背筋，大円筋，三角筋後部線維）

臨床で考えよう

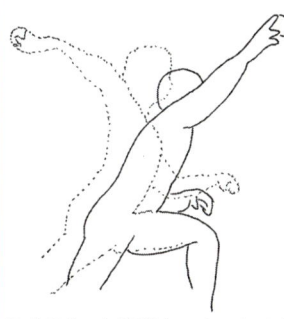

投球動作の加速期（acceleration）から減速期（follow-through）にかけて肩関節の内転内旋に働く．肩甲下筋，前鋸筋，広背筋とともに大きな負荷がかかる．投球動作の繰り返しにより，肘の外反を制御する内側側副靱帯が障害されやすい．

37

肩関節の筋

烏口腕筋 （うこうわんきん） coracobrachialis muscle

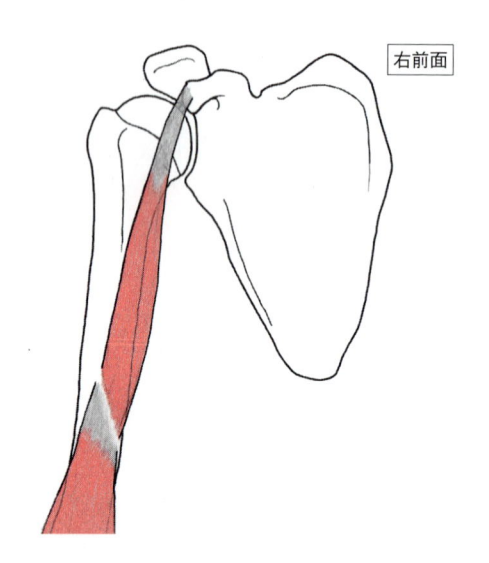

右前面

上腕の前面上部において上腕二頭筋の短頭とともに始まり，斜め下方に走行し，上腕骨の中部に停止する．

起始	烏口突起
停止	上腕骨前面小結節稜の下方
神経	筋皮神経（C5-C7）

機 能

1) 上肢を前方に挙上（肩関節の屈曲）
2) 肩関節の内転，内旋

上肢の筋

【肩関節の屈曲筋群】

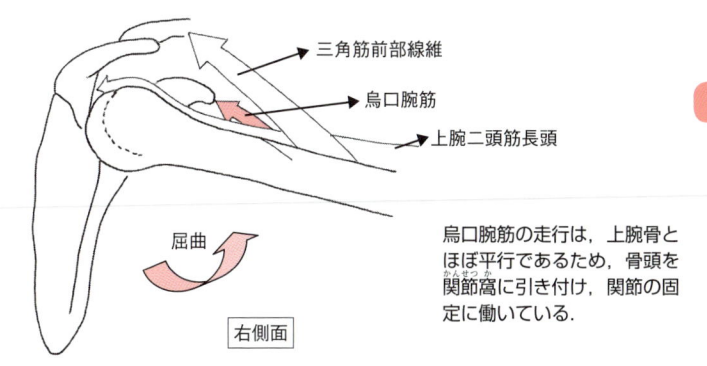

- 三角筋前部線維
- 烏口腕筋
- 上腕二頭筋長頭

屈曲
右側面

烏口腕筋の走行は，上腕骨とほぼ平行であるため，骨頭を関節窩に引き付け，関節の固定に働いている．

烏口腕筋は関節の安定性に関与する

MMT（3・Fair レベル）

●肩関節屈曲（前方挙上）

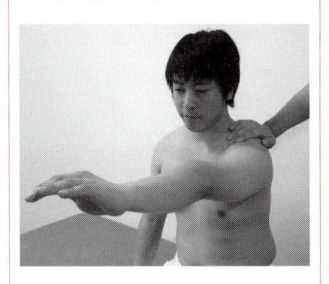

「腕を前方から肩の高さまで挙げなさい」

主動作筋
（烏口腕筋　三角筋前部線維）

臨床で考えよう

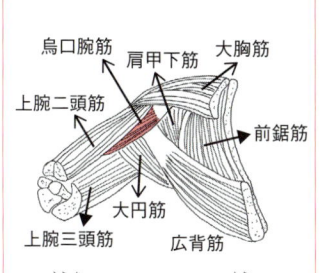

烏口腕筋　肩甲下筋　大胸筋
上腕二頭筋
前鋸筋
大円筋
上腕三頭筋　広背筋

右腋窩の下面図：腋窩は腋の下のことで4つの壁で構成されている．外側（上腕二頭筋と烏口腕筋），後方（肩甲下筋と広背筋），前方（大胸筋），内側（胸郭と前鋸筋）で腋窩部には上腕動脈や腕神経叢が通っている．

肘関節の筋

上腕二頭筋　biceps brachii muscle

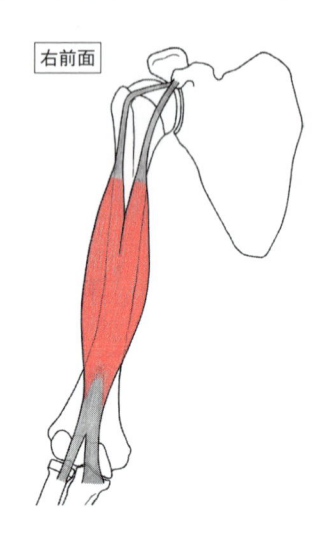

右前面

上腕前面において肩甲骨から肩関節および肘関節を越えて前腕まで縦に走行する筋で，筋頭は2尖に分かれ長頭と短頭に区分される．長頭起始腱は肩関節内を通過する．いわゆる「力こぶ」を形成する筋である．

起始	肩甲骨関節上結節（長頭），烏口突起（短頭）
停止	橈骨粗面，一部前腕筋膜
神経	筋皮神経（C5-C6）

機 能

1) 肘関節の屈曲
2) 前腕の回外および肩関節の軽度外転
3) 肘関節が固定されると上肢を前方に挙上（肩関節の屈曲）
4) 上肢が水平位にあると短頭は内転補助

上肢の筋

【上腕二頭筋のメカニズム】

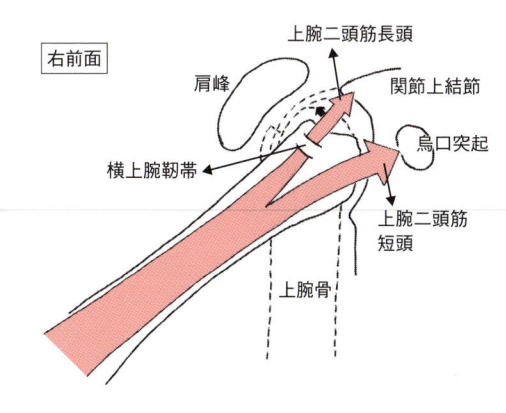

右前面
肩峰
上腕二頭筋長頭
関節上結節
横上腕靭帯
烏口突起
上腕二頭筋短頭
上腕骨

上腕二頭筋長頭は線維鞘におおわれ，結節間溝から肩甲骨の関節上結節に付着する．

上腕が外転（外旋）すると横上腕靭帯が腱を滑車のように作用して，上腕骨を下方に押しつけ，骨頭が上方に移動するのを防いでいる．結節間溝で慢性的なストレスを受けやすい．

3 肘関節の筋

上腕二頭筋長頭は結節間溝でストレスを受けやすい

MMT（3・Fair レベル）

● 肘関節屈曲

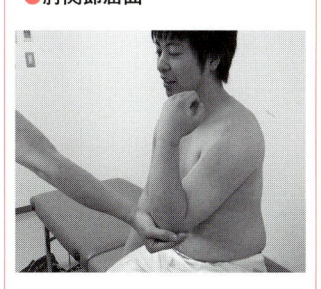

「手のひらを上にして肘を曲げなさい」　（前腕回外位）

主動作筋
（上腕二頭筋）

臨床で考えよう

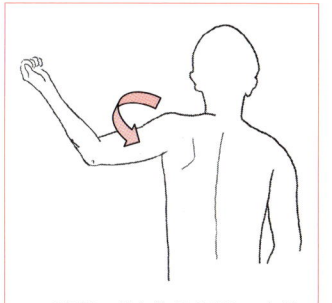

・三角筋，棘上筋が麻痺しても外転は可能である．その場合，肩関節の外旋と肘屈曲の代償運動を伴う．
・上腕二頭筋の筋力増強には，肘伸展・前腕回内位から肘を屈曲しながら前腕を回外すると効率的である．

41

肘関節の筋

上腕筋 （じょうわんきん） brachialis muscle

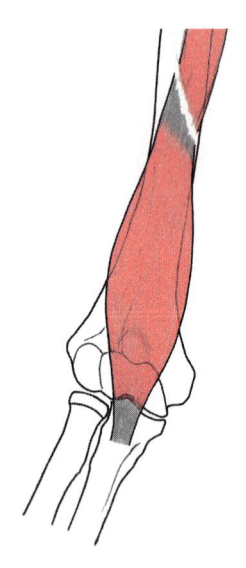

右前面

上腕二頭筋の下層を上腕骨中部から縦に走行し，肘関節を越えて尺骨に達する筋である．

起始	上腕骨前面下部
停止	尺骨鈎状突起，尺骨粗面
神経	筋皮神経，一部橈骨神経（C5-C7）

機能
肘関節の屈曲

上肢の筋

【スパート(spurt)筋とシャント(Shunt)筋】

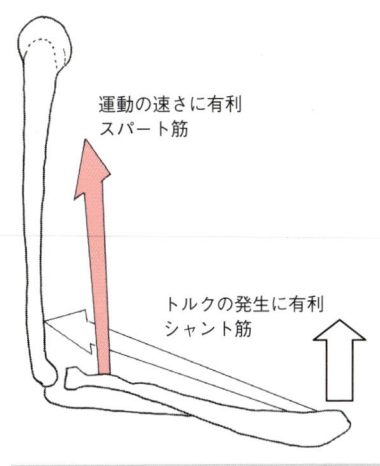

運動の速さに有利
スパート筋

トルクの発生に有利
シャント筋

上腕骨を固定した場合，上腕筋は前腕に対して垂直方向に力を与える．収縮することで遠位端が大きく動くので，運動の速さに有利である．これをいわゆるスパート筋という．

橈骨の長軸方向に平行して走行している腕橈骨筋は，わずかな収縮力で遠位端を動かすことができるのでトルクの発生に有利である．これをシャント筋という．

3 肘関節の筋

上腕筋は手を大きく動かすことに効率的に働く

MMT（3・Fair レベル）

● 肘関節屈曲

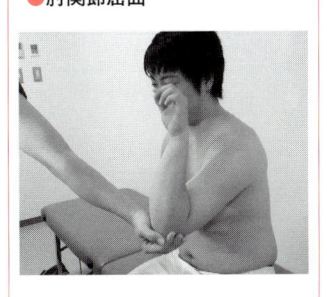

「手のひらを下にして肘を曲げなさい」　（前腕回内位）

主動作筋
（上腕筋）

臨床で考えよう

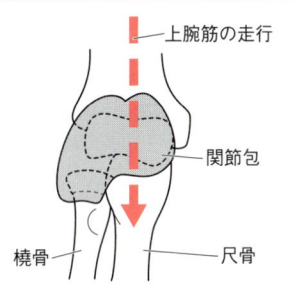

上腕筋の走行
関節包
橈骨　尺骨

上腕筋の重要な機能は肘の屈曲である．肘屈筋群の中では最も断面積が大きい．前腕の回内，回外にかかわらず，すべての肘屈曲の際に活動する．また上腕筋の深層線維は関節包に直接停止しており，肘関節屈曲時の関節包の挟み込みを防止している．

肘関節の筋

腕橈骨筋 brachioradialis muscle

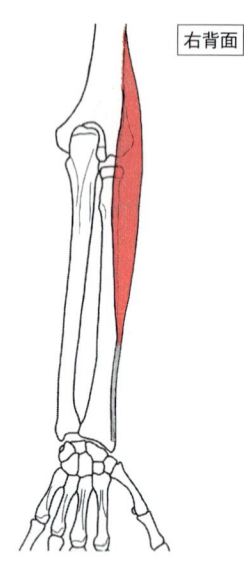

右背面

上腕骨の外側中部から始まり，肘関節（腕橈関節）を越えて前腕の外側を手根まで縦に走行する筋．

起始	上腕骨下部外側縁
停止	橈骨外側面下部，茎状突起
神経	橈骨神経（C5-C6）

機 能

1) 肘関節の屈曲
2) 回内時における前腕の回外，回外時における前腕の回内

上肢の筋

【肘の屈筋群】

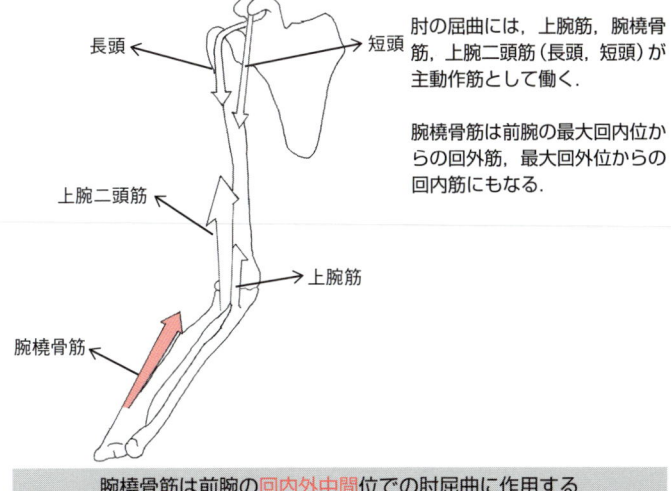

肘の屈曲には，上腕筋，腕橈骨筋，上腕二頭筋（長頭，短頭）が主動作筋として働く．

腕橈骨筋は前腕の最大回内位からの回外筋，最大回外位からの回内筋にもなる．

長頭 / 短頭 / 上腕二頭筋 / 上腕筋 / 腕橈骨筋

腕橈骨筋は前腕の回内外中間位での肘屈曲に作用する

MMT（3・Fair レベル）

●肘関節屈曲

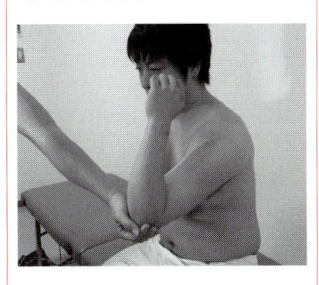

「肘を曲げなさい」
（前腕中間位）

主動作筋
（腕橈骨筋）

臨床で考えよう

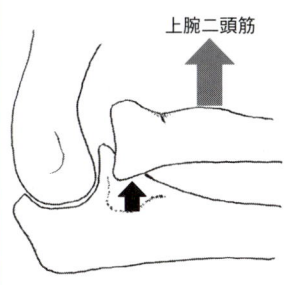

上腕二頭筋

橈骨は上腕二頭筋の牽引力により前方へ脱臼しやすい．これは輪状靭帯によって防止されている．また前腕に負荷がかかると腕橈骨筋が活動し，関節の安定性に作用する．しかし，輪状靭帯が断裂すると前腕は軽度屈曲し，橈骨の前方脱臼となる．

肘関節の筋

上腕三頭筋 （じょうわんさんとうきん） triceps brachii muscle

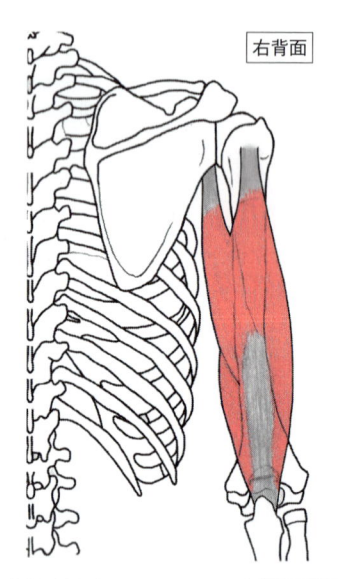

右背面

上腕の後面を縦に走行する筋で，筋頭が3尖に分かれ，それぞれ長頭，外側頭，内側頭となる．停止腱は肘関節を越えて肘頭に付着する．上腕後面にある唯一の筋．

起始	肩甲骨関節下結節（長頭），上腕骨後面上部（外側頭），上腕骨後面下部（内側頭）
停止	尺骨肘頭
神経	橈骨神経（C6-C8）

機 能

1) 肘関節の伸展
2) 長頭が収縮すると上肢を後方へ引く（肩関節の伸展）
3) 上肢が水平位にあると体幹に引き付ける（内転）
4) 肘屈曲位において前腕を強く回外した時には肘頭の保定

肘筋 anconeus muscle

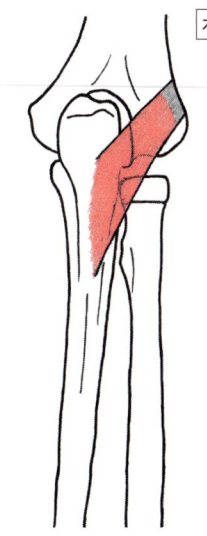

右後面

肘の後面にある小さな筋で，上腕骨外側下端から尺骨上部へ向けて斜めに走行する．

起始	上腕骨外側上顆
停止	肘頭の外側面
神経	橈骨神経（C6-C8）

機能
肘関節の伸展，保定

肘関節の筋

【肘伸展筋の効率】

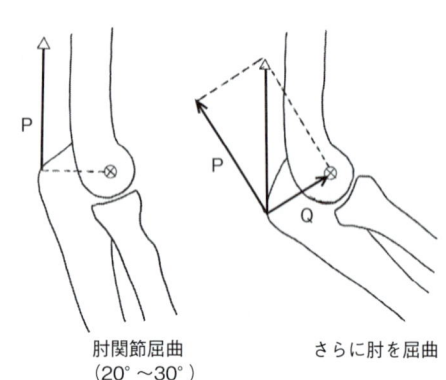

肘関節屈曲
(20°～30°)

さらに肘を屈曲

肘関節伸展は，上腕三頭筋，肘筋が作用する．

上腕三頭筋は，肘を軽度屈曲（20°～30°）すると関節成分はゼロとなり，効率的に垂直成分Pは筋牽引力となる．つまり効率は最大となる．

屈曲していくと求心成分Qが増加し垂直成分Pは減少する．

上腕三頭筋は肘が軽度屈曲の時に効率的に働く

MMT（3・Fairレベル）

●肘関節伸展

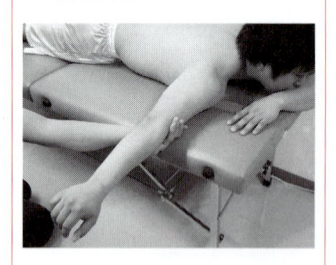

「肘をまっすぐ伸ばしなさい」

主動作筋
（上腕三頭筋）

臨床で考えよう

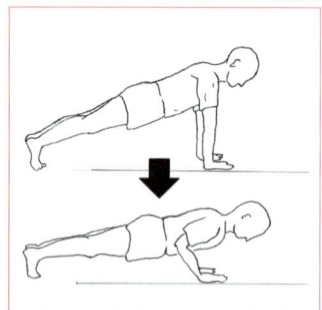

腕立て動作時において，肘を曲げていくときには上腕三頭筋の**遠心性収縮**（筋の起始と停止が離れるような収縮様式），伸ばす時には**求心性収縮**（筋の起始と停止が近づくような収縮様式）として働く．

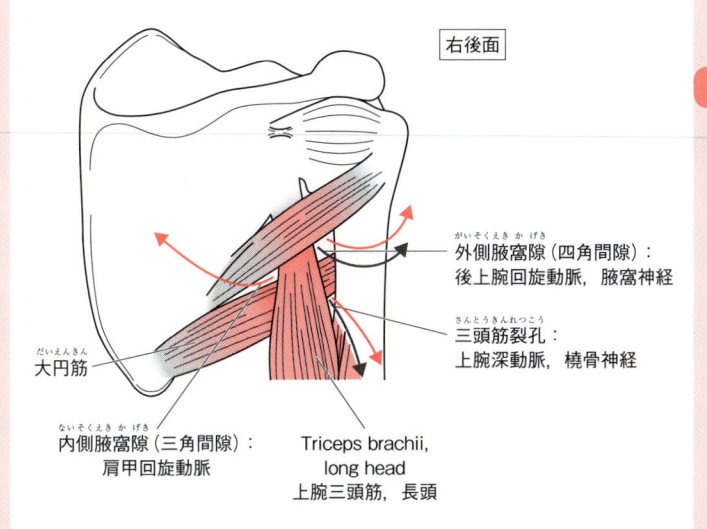

上肢の筋

◆ TOPICS ◆
腋窩隙とは

右後面

外側腋窩隙(四角間隙):
　後上腕回旋動脈, 腋窩神経

三頭筋裂孔:
　上腕深動脈, 橈骨神経

大円筋

内側腋窩隙(三角間隙):
　肩甲回旋動脈

Triceps brachii, long head
上腕三頭筋, 長頭

腋窩隙は大円筋, 小円筋が上腕三頭筋とクロスすることにより長頭の左右にできた間隙で, それぞれ外側腋窩隙と内側腋窩隙とよぶ. また, 外側腋窩隙の下方には三頭筋裂孔が形成される.

肘関節の筋（回内・回外）

円回内筋　pronator teres muscle

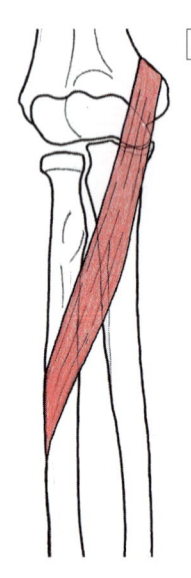

右前面

前腕前面にあり上腕骨の内側下端から肘関節を越えて橈骨外側縁に向かって斜めに走行する．筋頭は上腕頭と尺骨頭に2分される．

起始	上腕骨内側上顆（上腕頭），尺骨鉤状突起（尺骨頭）
停止	橈骨中央外側
神経	正中神経（C6-C7）

機能

1) 前腕の回内
2) 肘関節の屈曲補助

上肢の筋

方形回内筋 pronator quadratus muscle

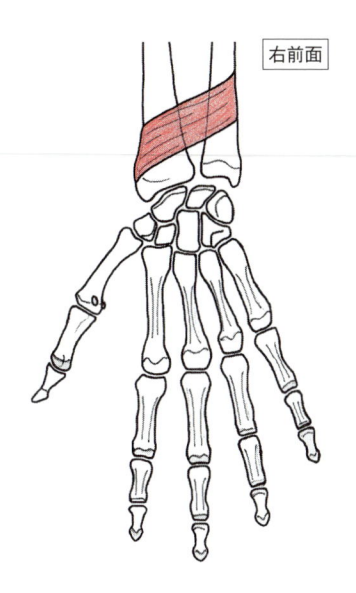

右前面

3 肘関節の筋

前腕の遠位端深部で，尺骨下方から橈骨に向かって横に走行する方形の筋．

起始	尺骨前面下部1/4
停止	橈骨前面下部
神経	正中神経（前骨間神経）(C7-T1)

機能
前腕の回内

51

肘関節の筋（回内・回外）

【前腕の回内筋群】

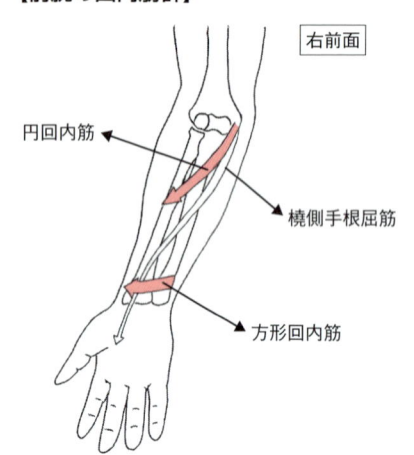

右前面

円回内筋
橈側手根屈筋
方形回内筋

前腕回内の主動作筋は円回内筋と方形回内筋である．

円回内筋は肘屈曲にも作用し，大きな力を要する時に最大限に活動する．
方形回内筋は純粋な回内筋である．

その他，補助的に回内動作に作用する筋は，腕橈骨筋，手関節屈筋群である．

円回内筋は**大きな力**を要するときに働く

MMT（3・Fair レベル）

● 前腕回内

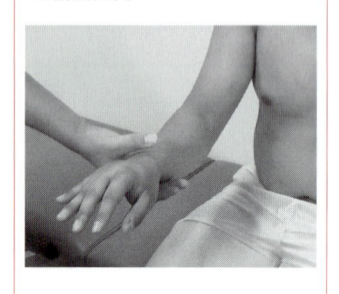

「指に力を入れないで手のひらを下に向けなさい」

主動作筋
（方形回内筋　円回内筋）

臨床で考えよう

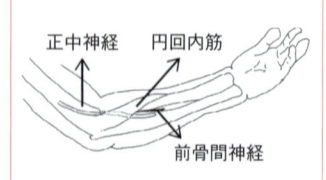

正中神経　円回内筋
前骨間神経

前骨間神経は正中神経から分かれる枝で，肘のやや下（遠位の部分）で円回内筋や二頭筋腱膜，浅指屈筋などによって絞扼されることにより，前腕から手の痛みや知覚障害や運動障害を引き起こす場合がある．これを回内筋症候群，あるいは麻痺が強くなった場合は前骨間神経麻痺といい，手の母指，示指の第1関節の屈曲ができなくなる．

◆TOPICS◆
橈骨遠位端骨折とは

転倒の際に,伸ばした手をついたことによる骨折で,橈骨遠位骨片の背側転位を生じる.これをコリス骨折(Colles Fracture)という.

高齢者の場合には,骨粗鬆症による骨の弱さがもともとあるので,軽い外力でも簡単に骨折してしまうことが多い

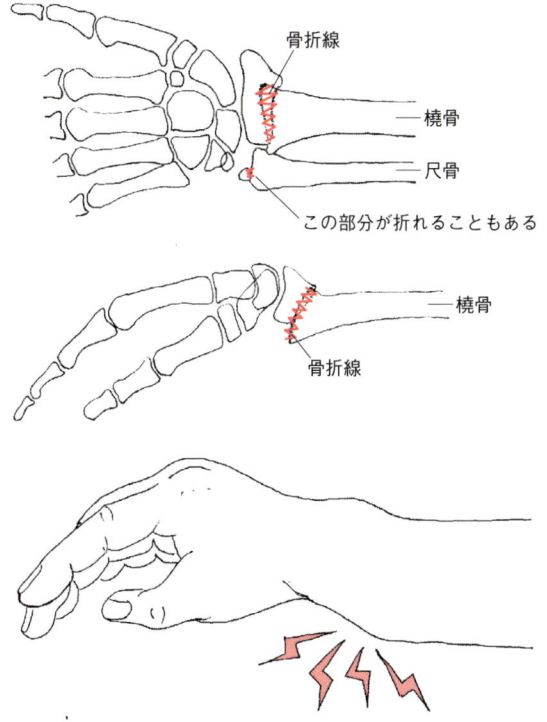

フォーク様変形とは,遠位骨片の背側転位で食器のフォークを伏せて置いたような変形を表す.

掌屈位(手関節屈曲位)で手をついて骨折した場合,骨片は手のひら側に転位する.これをスミス骨折(Smith Fracture)という.

肘関節の筋（回内・回外）

回外筋 spinator muscle

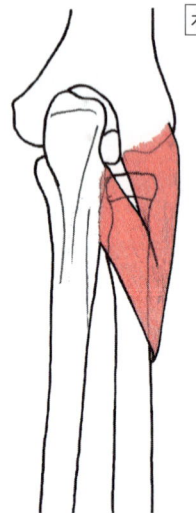

右背面

前腕の後面上部の橈側，肘関節の外側にあり，2層に分かれ，上腕骨下端および尺骨から橈骨に向けて斜め下方に走行する．

起始	上腕骨外側上顆，尺骨回外筋稜
停止	橈骨上部外側面
神経	橈骨神経（C5-C7）

機 能

前腕の回外

上肢の筋

【前腕の回外筋群】

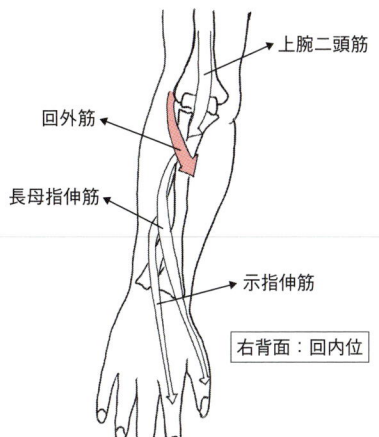

- 上腕二頭筋
- 回外筋
- 長母指伸筋
- 示指伸筋

右背面：回内位

回外作用は，回外筋，上腕二頭筋が主動作筋である．

回外筋は肘伸展位で有効に活動する．肘屈曲位で強いパワーを発揮する時は上腕二頭筋が働く．

その他，補助作用として長母指伸筋，示指伸筋，腕橈骨筋がある．

3 肘関節の筋

回外筋は肘伸展位で効率的に働く

MMT（3・Fair レベル）

●前腕回外

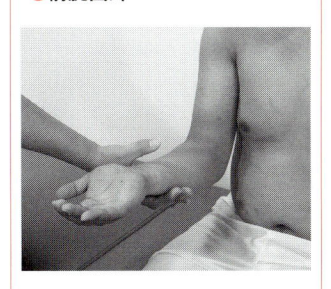

「指に力を入れないで手のひらを上に向けなさい」

主動作筋
（上腕二頭筋　回外筋）

臨床で考えよう

・肘関節は屈曲と伸展，前腕は回内と回外の運動があるが，障害により屈曲や回外に制限が起こると，日常生活活動に支障が生じる．

・手関節部骨折後において治療後の機能レベルは，肘屈伸の関節可動域が30°〜130°，手関節背屈45°，掌屈30°以上，橈尺屈15°以上，回内外50°以上あれば，日常生活においてほぼ問題が起きないとされている．これは一応の目安の数値であり，個々の患者の骨折型や生活背景を考慮する必要がある．

前腕の屈筋

長掌筋 palmaris longus muscle

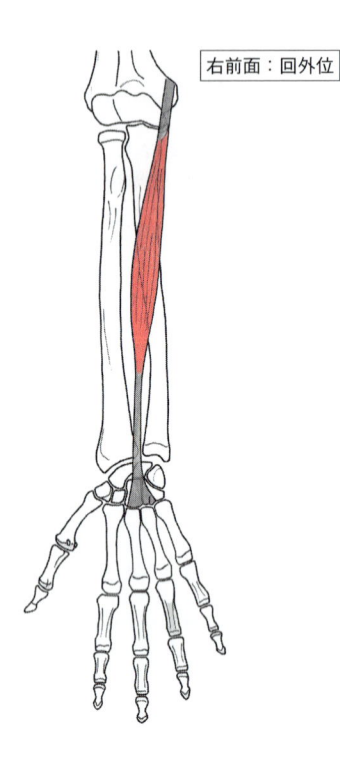

右前面：回外位

前腕の前面浅層を，上腕骨の内側下端から肘関節を越えて縦に走行する筋で，手根管上部を通り手掌に達する．停止腱は手根の中央部において体表から確認することができる．

起始	上腕骨内側上顆
停止	手掌腱膜
神経	正中神経（C8-T1）

機 能

1) 手関節の掌屈（屈曲）
2) 手関節が固定されると肘関節の屈曲補助

上肢の筋

【手掌の最も浅い筋層にある筋群】

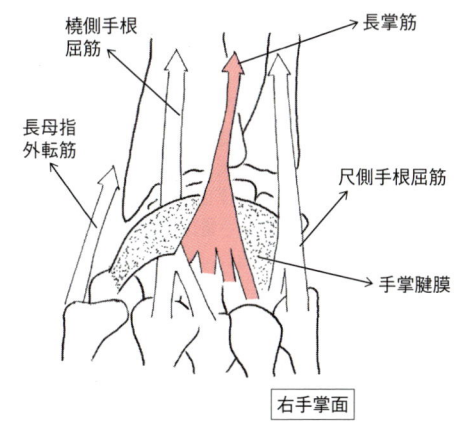

橈側手根屈筋 / 長掌筋 / 長母指外転筋 / 尺側手根屈筋 / 手掌腱膜

右手掌面

長掌筋は，手関節掌側の中央部に認め，手掌に"すだれ"のように広がり，手掌腱膜に移行する．

これは手を握ったり，重い物を持ったりした時に，手掌腱膜の下にある血管や神経を保護する役目をも果たしてる．収縮により手関節の屈筋群の緊張を高める作用がある．

4 前腕の屈筋

長掌筋の収縮により手掌腱膜の緊張を高める

MMT（3・Fair レベル）

● 手関節屈曲

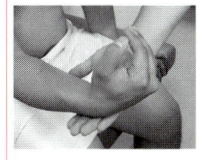

「指には力を入れないで親指側に手首を曲げなさい」
主動作筋
（橈側手根屈筋）

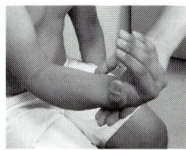

「指には力を入れないで小指側に手首を曲げなさい」
主動作筋
（尺側手根屈筋）

臨床で考えよう

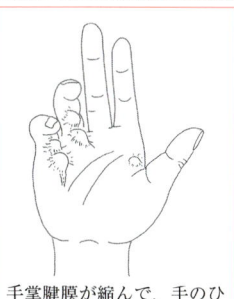

手掌腱膜が縮んで，手のひらや指が拘縮する（伸びなくなる）変形を**デュピュイトラン拘縮**という．
詳しい原因は不明だが，高齢男性，糖尿病患者に多く見られ，手掌腱膜への小外傷の繰り返しが原因であるとされている．

前腕の屈筋

橈側手根屈筋
とうそくしゅこんくっきん
flexor carpi radialis muscle

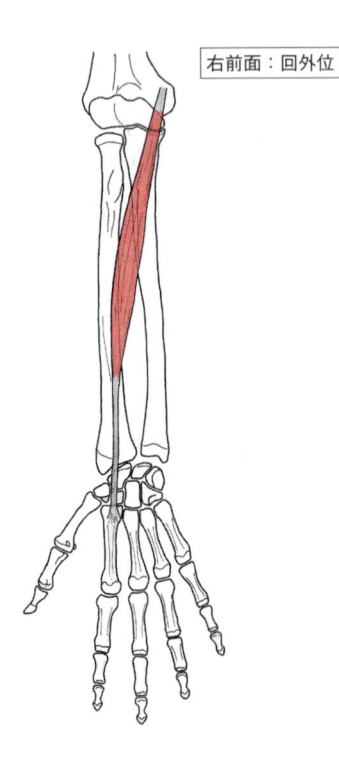

右前面：回外位

前腕の前面浅層を上腕骨の内側下端から肘関節を越えて橈骨下端に向けて斜めに走行する．停止腱は手根管を通り第2中手骨に達する．

起始	上腕骨内側上顆，前腕骨間膜
停止	第2中手骨底（前）
神経	正中神経（C6-C7）

機 能

1) 手関節の掌屈（屈曲）
2) 前腕の回内
3) 手関節を軽度橈屈（外転）
4) 手関節が固定されると肘関節の屈曲補助

上肢の筋

【手関節手掌側で触診できる腱】

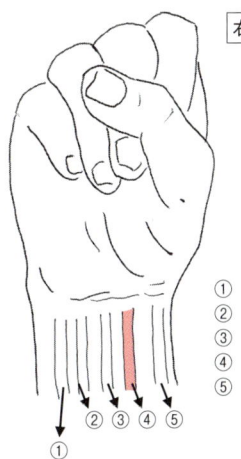

右手掌面

① 尺側手根屈筋
② 浅指屈筋
③ 長掌筋
④ 橈側手根屈筋
⑤ 腕橈骨筋

手の動きに関与する筋群は，**内在（intrinsic）筋**と**外在（extrinsic）筋**とに区分される．外在筋の起始は前腕，または上腕の内・外側上顆である．内在筋は手の骨に起始と停止がある．

手を強く握って掌屈すると手首の掌側皮下にいくつかの腱を触診できる．中央で最も顕著に触れるのは長掌筋腱である．

4 前腕の屈筋

橈側手根屈筋は外在筋であり，手首の掌側で腱を触診できる

MMT（3・Fair レベル）

● 手関節屈曲

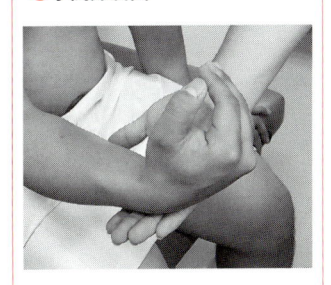

「指に力を入れないで手のひらを親指側に曲げなさい」

主動作筋
（橈側手根屈筋　尺側手根屈筋）

臨床で考えよう

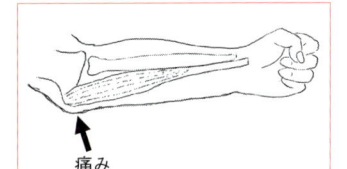

痛み

掌側にある筋群は手関節を超えて上腕骨内側上顆から起始する．屈筋群の過負荷により付着部位でストレスがかかり**上腕骨内側上顆炎**を起こすことがある．これを通称**ゴルフ肘**とよぶ．検者は患者の内側上顆を触診し，患者は握りこぶしをつくらせ，前腕を回外し，次に肘関節と手関節を伸展する．内側上顆に痛みがあれば陽性徴候である．

59

前腕の屈筋

尺側手根屈筋 flexor carpi ulnaris muscle

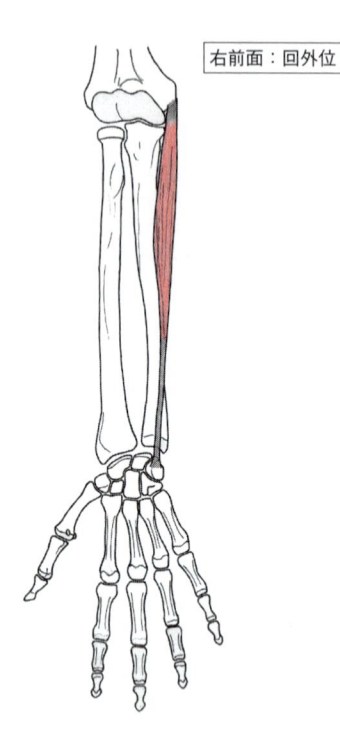

右前面：回外位

前腕の前面浅層の尺骨側を，上腕骨の下端から肘関節を越えて縦に走行する筋で，筋頭は上腕頭と尺骨頭に分かれ，停止腱は手根外側に達する．

起始	上腕骨内側上顆（上腕頭），肘頭（尺骨頭）
停止	豆状骨，有鈎骨
神経	尺骨神経（C7-T1）

機 能

1) 手関節の掌屈（屈曲）
2) 手関節の尺屈（内転）
3) 手関節が固定されると肘関節の屈曲補助

上肢の筋

【尺骨神経管（ギオン管）】

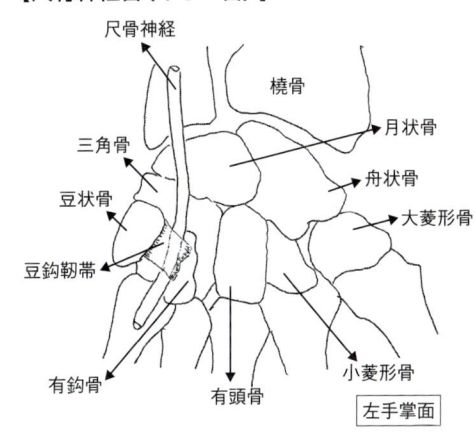

図中ラベル：尺骨神経、橈骨、月状骨、三角骨、舟状骨、豆状骨、大菱形骨、豆鈎靭帯、小菱形骨、有鈎骨、有頭骨

左手掌面

尺骨神経管ギオン（Guyon）管は豆状骨と有鈎骨との浅い溝の手根管に隣接し，屈筋支帯にある．

尺骨神経は上腕骨尺骨神経溝（肘部管）からギオン管に至る．

尺骨神経は肘部管からギオン管に至る

MMT（3・Fair レベル）

● 手関節屈曲

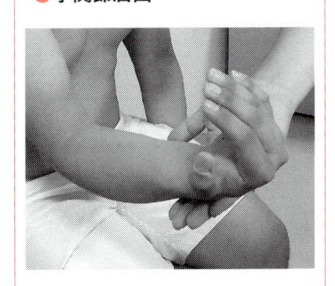

「指に力を入れないで，手のひらを小指側に曲げなさい」

主動作筋
（橈側手根屈筋　尺側手根屈筋）

臨床で考えよう

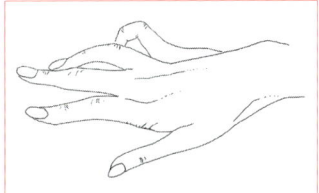

尺骨神経が手関節の小指側を通る部位（ギオン管）で圧迫を受けた場合，小指球筋，骨間筋，環指と小指の虫様筋の麻痺と尺側神経領域の感覚障害を伴い，小指球筋と骨間筋の萎縮が認められる．これを尺骨神経管症候群（ギオン管 Guyon 症候群）という．環指と小指は中手指節関節が過伸展し指節間関節が屈曲し，鈎爪指（clawfinger）を呈する．

前腕の屈筋

浅指屈筋 flexor digitorum superficialis muscle

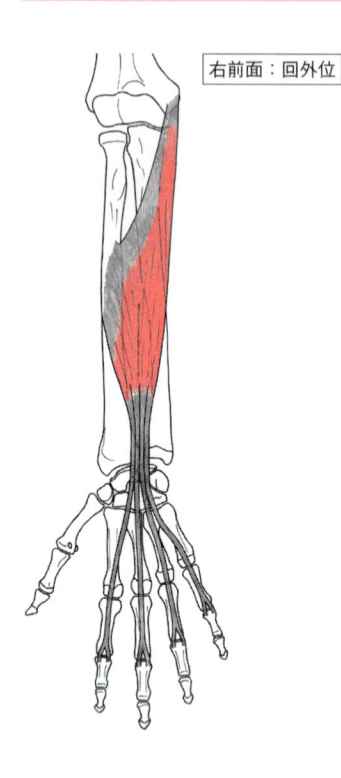

右前面：回外位

前腕の前面浅層を，上腕骨の内側下端から肘関節を越えて縦に走行する（上腕尺骨頭）．筋頭の一部は橈骨に始まる．停止腱は4尖に分かれ，手根管を通り第2-第5指に分布する．

浅指屈筋

起始	上腕骨内側上顆・尺骨粗面（上腕尺骨頭），橈骨上部（橈骨頭）
停止	第2-第5指の中節骨
神経	正中神経（C7-T1）

機能

1）近位指節間（PIP）関節の屈曲
2）中手指節（MP）関節の屈曲
3）指関節が固定されると，手関節と肘関節の屈曲補助

上肢の筋

【指の伸筋と屈筋】

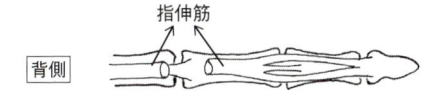

背側：指伸筋

指伸筋／深指屈筋／浅指屈筋／腱の紐

掌側：深指屈筋／浅指屈筋

浅指屈筋は，深指屈筋とともに指の屈筋として働く．

浅指屈筋は基節骨掌側で2つに分枝し，深指屈筋腱を通す腱裂孔をつくり再び中節骨に付く．浅指屈筋が腱断裂を生じても深指屈筋が代償する．
浅指屈筋腱と深指屈筋腱が交叉する部位を腱交叉という．同部位での腱断裂は高率に癒着を生じる．

4 前腕の屈筋

MMT（3・Fair レベル）

●指節間関節屈曲

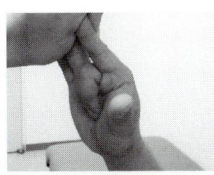

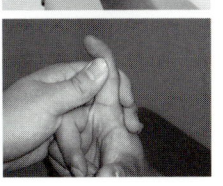

被検指以外を伸展位に保持して屈曲を行わせると，PIP 関節が屈曲できれば，浅指屈筋は効いている（上図）．PIP 関節を伸展位に固定してDIP 関節が屈曲できれば深指屈筋が効いている（下図）．

主動作筋
（浅指屈筋，深指屈筋）

臨床で考えよう

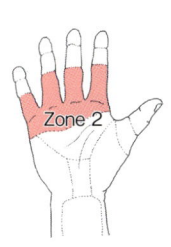

Zone 2

- Zone 2 では深指屈筋腱と浅指屈筋腱の交叉部があるため，この部位での損傷は，その複雑な走行から縫合手術後に癒着を生じやすいため，**No man's land**（誰も触ってはいけない部位）といわれる．
- 中手指節間関節部の痛みは屈筋腱の腱鞘炎に起因することがあり，弾発音を生じることがある．これをばね指という．

63

前腕の屈筋

深指屈筋 (しんしくっきん) flexor digitorum profundus muscle

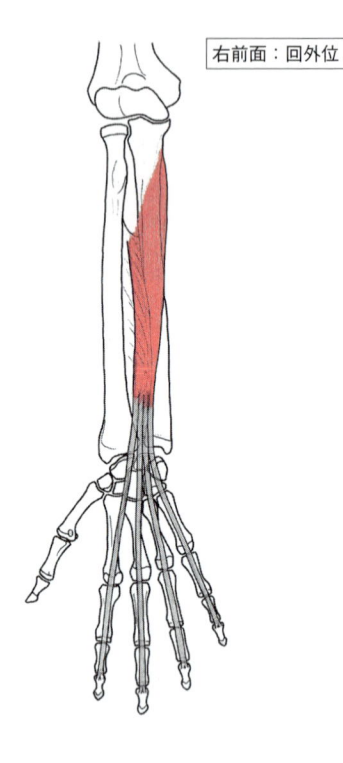

右前面：回外位

前腕の前面深層（浅指屈筋の下層）を尺骨上部から縦に走行する筋で，停止腱は4尖に分かれて手根管を通り，第2-第5指に分布する．

起始	尺骨前面上2/3，前腕骨間膜
停止	第2-第5指の末節骨底
神経	正中神経，一部尺骨神経（C7-T1）

機能
1) 第2-第5指のDIP関節の屈曲
2) 指関節が固定されると手関節の掌屈（屈曲）補助

上肢の筋

【手根管を構成するもの】

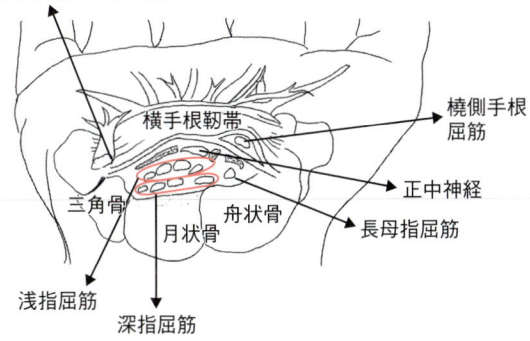

尺骨神経管（ギオン管）
横手根靱帯
橈側手根屈筋
正中神経
三角骨
舟状骨
長母指屈筋
月状骨
浅指屈筋
深指屈筋

手根管を通るのは9本の外在筋腱と正中神経である．
腱は摩擦を軽減するために2つの滑液性腱鞘によって含まれる．8本の浅指屈筋腱と深指屈筋腱は尺側滑膜性腱鞘に，また長母指屈筋腱は橈側滑膜性腱鞘に包まれる．

手指の屈筋群は**手根管**を通過する

MMT（3・Fair レベル）

●遠位指節間（DIP）関節屈曲

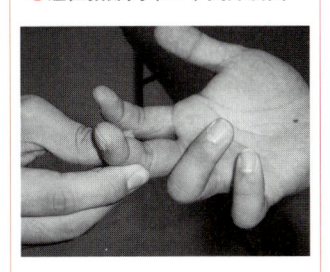

「指の尖端を曲げなさい」

主動作筋
（深指屈筋）

臨床で考えよう

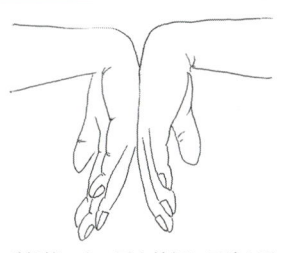

手根管の中で正中神経に圧迫が及ぶことがある．これを**手根管症候群**という．透析後のアミロイド沈着，妊娠などの全身浮腫などが発症の要因となる．中年女性に発症することが多い．**ファレンテスト**（Phalenテスト）では，手関節掌屈保持を1分間保持させて，正中神経領域の疼痛・しびれの増強の有無により判定する．

前腕の屈筋

長母指屈筋 flexor pollicis longus muscle

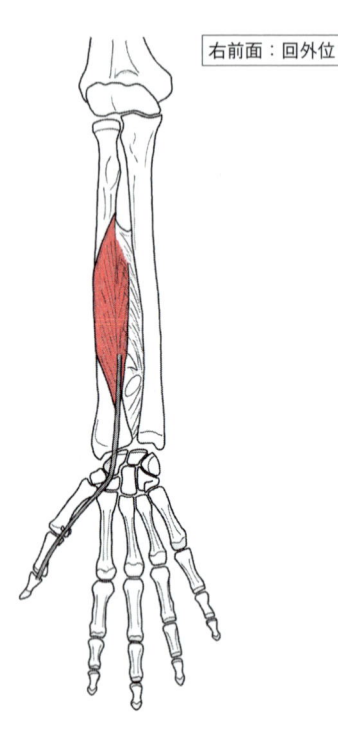

右前面：回外位

前腕前面の深層において橈骨および骨間膜に始まり縦に走行する筋で，停止腱は手根管を通り，母指基部に達する．

起始	橈骨上部前面，前腕骨間膜
停止	母指末節骨底
神経	正中神経(前骨間神経)(C6-C8)

機 能

1) 母指を屈曲（MP，IP関節）
2) 母指のMP，IP関節が固定されると，母指の軽度内転

◆ TOPICS ◆
滑液鞘(腱鞘)

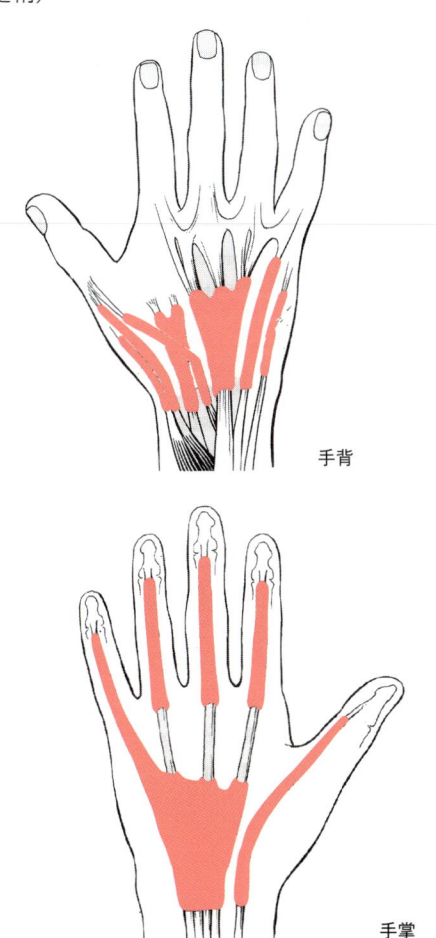

手背

手掌

腱鞘は筋の停止腱を包む袋状の構造で，内部に滑液を含む．これは腱の運動時に周囲の構造との摩擦による腱損傷を防止する．しかし，過度な運動では腱鞘自体が炎症を起こすことがある．

前腕の伸筋

長橈側手根伸筋
ちょうとうそくしゅこんしんきん
extensor carpi radialis longus muscle

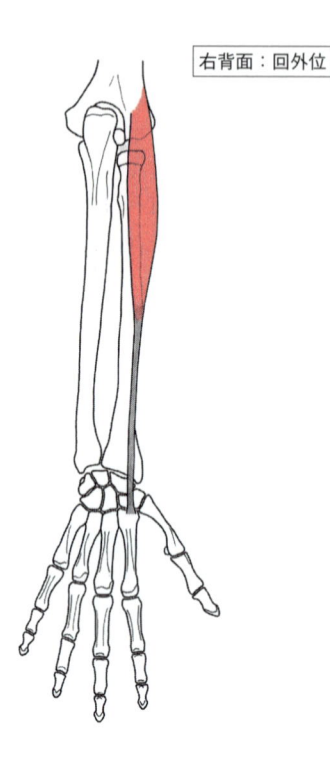

右背面：回外位

上腕骨の外側下端から肘関節を越えて前腕の後面外側を縦に走行し，さらに手関節を越えて手背に達する筋．

起始	上腕骨下部外側面，外側上顆
停止	第2中手骨後面底
神経	橈骨神経 (C6-C7)

機 能

1) 手関節の背屈（伸展）
2) 手根の橈屈（外転）
3) 手関節が固定されると肘関節の伸展補助

上肢の筋

短橈側手根伸筋 extensor carpi radialis brevis muscle

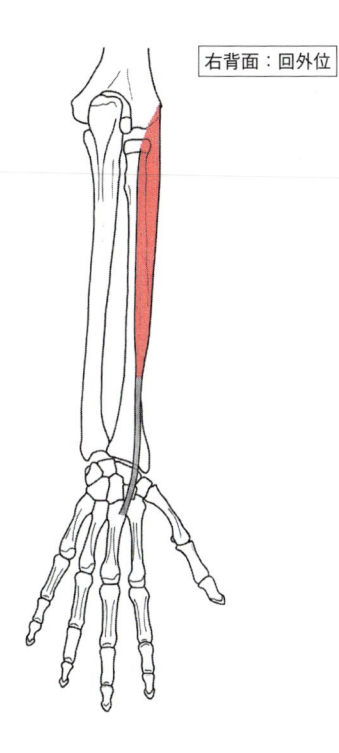

右背面：回外位

上腕骨後面の下端および橈骨上端から始まり，前腕後面の母指側を縦に走行し，停止腱は第2管を通り，手根に終わる筋．

起始	上腕骨外側上顆・橈骨輪状靱帯
停止	第3中手骨底
神経	橈骨神経（C6-C8）

5 前腕の伸筋

機能
1) 手関節の背屈（伸展）
2) 手根の橈屈（外転）

前腕の伸筋

【テノデーシスアクション（腱固定）】

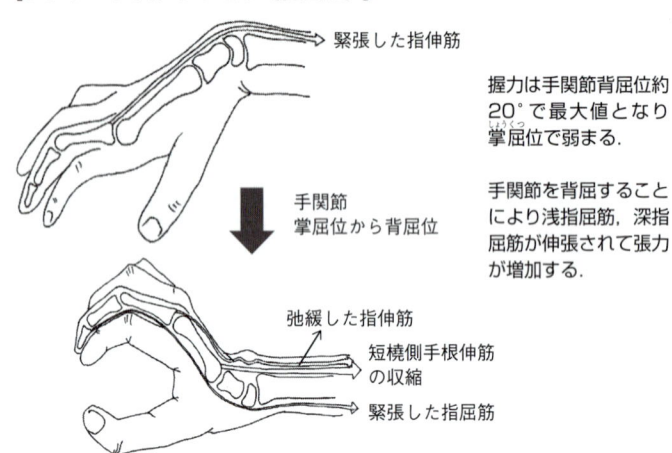

→ 緊張した指伸筋

↓ 手関節掌屈位から背屈位

→ 弛緩した指伸筋
→ 短橈側手根伸筋の収縮
→ 緊張した指屈筋

握力は手関節背屈位約20°で最大値となり掌屈位で弱まる．

手関節を背屈することにより浅指屈筋，深指屈筋が伸張されて張力が増加する．

手関節の背屈により指屈筋の張力が増加する

MMT（3・Fairレベル）

●手関節伸展

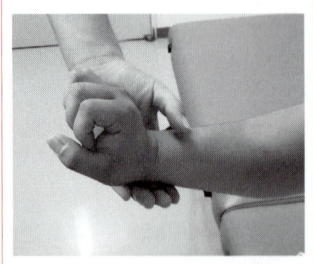

「手首を上にあげなさい」
（橈側手根伸筋群は尺側手根伸筋群より強力）

主動作筋
（長橈側手根伸筋
短橈側手根伸筋
尺側手根伸筋）

臨床で考えよう

- 第6頸髄節残存においてテノデーシスアクションにより把持が可能になる．この際，短橈側手根伸筋は長橈側手根伸筋よりやや下位の支配になるので第6頸髄以下が損傷されれば手関節背屈は橈側偏位となる．また，フレクサーヒンジスプリントが適用される．
- **テニス肘**の多くは外側上顆炎である．患者に前腕回内位で握りこぶしを作らせ，次に検者が抵抗を加えながら，手関節を橈側に偏位しながら背屈させる．上腕骨外側上顆に痛みがあれば陽性となる．
- 橈骨神経麻痺の典型的タイプは手関節背屈，中手指節関節伸展の不能である．これを**下垂手（drop hand）**とよぶ．

上肢の筋

◆ TOPICS ◆

猿手，鷲手，下垂手

●正中神経麻痺
正中神経が肘窩より上位において損傷すると，浅指屈筋，深指屈筋（橈骨側），長母指屈筋，円回内筋，方形回内筋などの筋に影響がでる．このため右図のように手で「グー」をつくろうとしたときに，母指から第3指に屈曲障害が起こり，第4指，小指は深指屈筋の尺骨側が尺骨神経支配であるためDIP関節の屈曲が可能となる．このような状態を「猿手」という．これと同時に前腕の回内障害，母指球の萎縮，第2指先端の感覚消失なども起こる．

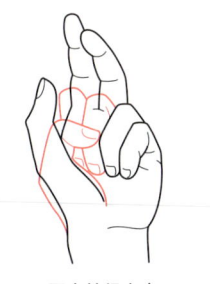

正中神経麻痺
（Lanz-Wachsmuthによる）

●尺骨神経麻痺
尺骨神経が肘窩のあたりで障害されると，尺側手根屈筋，深指屈筋（尺骨側），小指球筋群，母指内転筋，虫様筋（尺骨側），骨間筋などに影響がでる．このため左図にみられるように手で「グー」をつくろうとしたときに，第4指，小指に屈曲不全が起こる．また，骨間筋が障害されるので指をそろえることができない．これを「鷲手」という．さらに，小指球の萎縮や小指先端の感覚消失などがみられる．

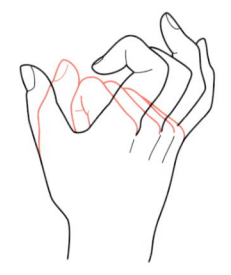

尺骨神経麻痺
（Lanz-Wachsmuthによる）

●橈骨神経麻痺
橈骨神経は上腕および前腕の伸筋群を支配する．したがって障害部位により肘の伸展，手根の伸展，指の伸展などがみられる．また，感覚消失は上肢後面の広範囲にわたる．右図は典型的な橈骨神経麻痺にみられる「下垂手」である．

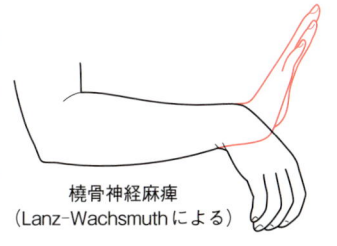

橈骨神経麻痺
（Lanz-Wachsmuthによる）

5 前腕の伸筋

前腕の伸筋

尺側手根伸筋 extensor carpi ulnaris muscle

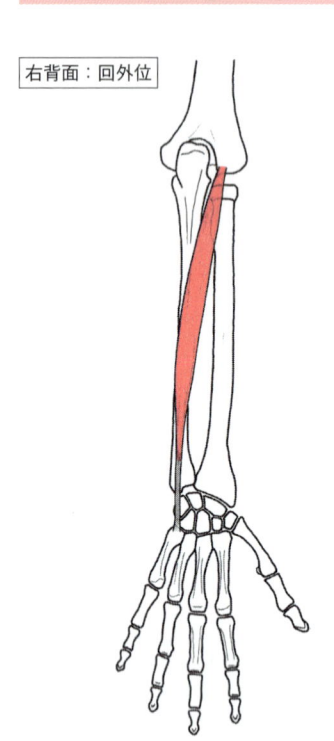

右背面：回外位

前腕後面にあり，上腕骨外側下端から尺側を肘関節を越えて斜め下方に走行する．停止腱は第6管を通り，小指基部に至る．

起始	上腕骨外側上顆，肘関節橈側側副靱帯
停止	第5中手骨底
神経	橈骨神経(C7-C8)

機能

1) 手関節の背屈(伸展)
2) 手関節の尺屈(内転)
3) 手関節が固定されると肘関節の伸展補助

【手関節運動の共同と拮抗作用】

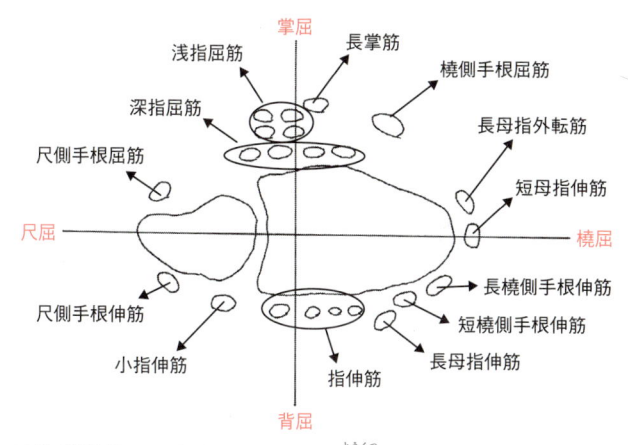

```
            掌屈
  浅指屈筋    長掌筋
                    橈側手根屈筋
  深指屈筋
                    長母指外転筋
  尺側手根屈筋
                    短母指伸筋
尺屈─────────────────────橈屈
                    長橈側手根伸筋
  尺側手根伸筋      短橈側手根伸筋
  小指伸筋   指伸筋  長母指伸筋
            背屈
```

尺側手根伸筋と長・短橈側手根伸筋は，橈屈，尺屈に関しては拮抗関係にある．共同して働く場合には背屈のみに有効に働く．
尺屈には尺側手根伸筋と尺側手根屈筋が共同して作用する．手関節は構造上，背屈には橈屈が，掌屈には尺屈が伴うので伸筋では橈側手根伸筋が，屈筋では尺側手根屈筋が重要である．

> 橈尺屈では尺側手根伸筋と長・短橈側手根伸筋は拮抗関係にある

臨床で考えよう

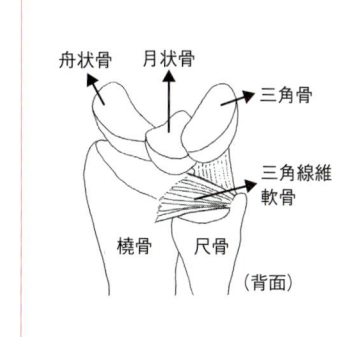

三角線維軟骨複合体（TFCC）は尺側に存在する軟部組織で，三角線維軟骨とその周囲の靭帯構造からなる線維軟骨-靭帯複合体である．手関節の尺側の支持性，手首の各方向の運動性，手根骨-尺骨間の荷重伝達・分散・吸収に寄与している．外傷および加齢変性に伴い損傷しやすい部位である．

前腕の伸筋

総指伸筋 extensor digitorum muscle

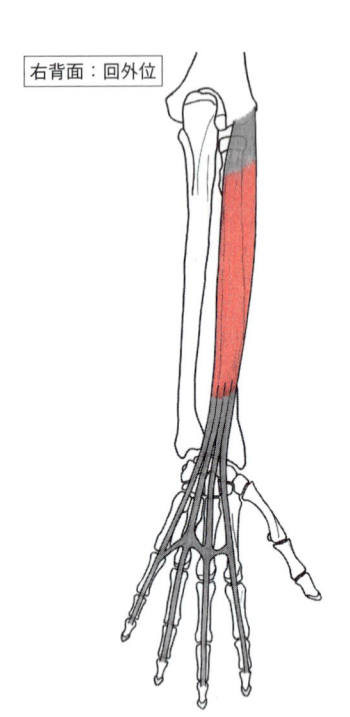

右背面：回外位

上腕骨の外側下端に始まり，前腕の後面において肘関節を越えて縦に走行する筋で，停止腱は第4管を通過して4尖に分かれて第2-第5指に分布する．

起始	上腕骨外側上顆
停止	指背腱膜，第2-第5指末節骨背面底
神経	橈骨神経（C6-C8）

機能

1) 指のMP，PIP，DIP関節の伸展
2) 手関節の背屈（伸展）
3) 肘関節の伸展補助

上肢の筋

示指伸筋 extensor indicis muscle

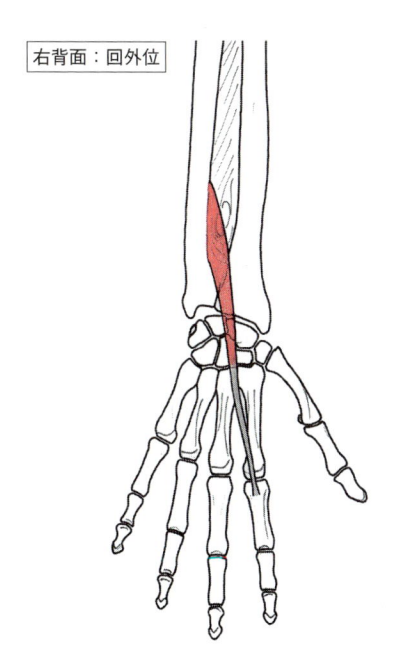

右背面：回外位

尺骨の下部に始まり，前腕の後面中央（長母指伸筋のとなり）を下方に向かい縦に走行し，第4管を通過し第2指に至る．

起始	尺骨下部後面，前腕骨間膜
停止	第2指指背腱膜
神経	橈骨神経（C6-C8）

5 前腕の伸筋

機 能
1) 第2指の伸展
2) 手関節の背屈（伸展）

前腕の伸筋

【Ⅱ～Ⅳ指の伸筋群】

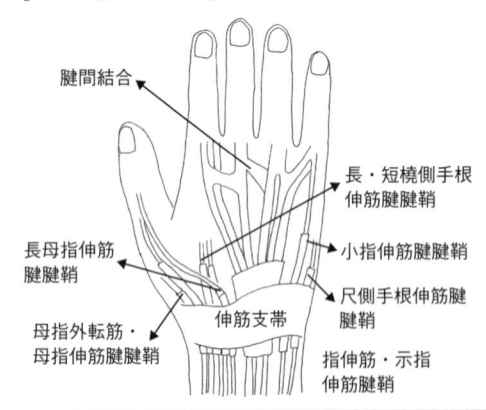

図中ラベル：
- 腱間結合
- 長・短橈側手根伸筋腱鞘
- 長母指伸筋腱鞘
- 小指伸筋腱鞘
- 母指外転筋・母指伸筋腱鞘
- 尺側手根伸筋腱鞘
- 伸筋支帯
- 指伸筋・示指伸筋腱鞘

Ⅱ～Ⅳ指の伸筋は総指伸筋・示指固有伸筋・小指固有伸筋である．総指伸筋は，指の伸筋としては最も強力な筋肉である．示指固有伸筋は人差し指だけを，小指固有伸筋は小指だけを伸展させる筋肉である．

Ⅱ～Ⅴ指の中指指節（MP）関節の伸展に働くのは総指伸筋のみ

MMT（3・Fair レベル）

●中指指節（MP）関節伸展

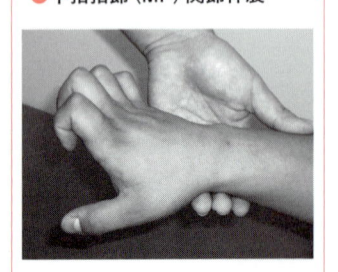

「できるだけ背の方に曲げなさい」

主動作筋
（指伸筋　示指伸筋　小指伸筋）

臨床で考えよう

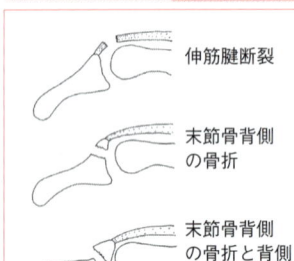

- 伸筋腱断裂
- 末節骨背側の骨折
- 末節骨背側の骨折と背側亜脱臼

図に槌指（ついし，つちゆび）（マレットフィンガー mallet finger）いわゆる突き指のタイプを示す．DIP（末節中節間）関節での指伸展機構の損傷である．放置するとPIP（中節基節間）関節の過伸展変形により，いわゆる**スワンネック変形**（swan-neck deformity）になりやすい．

上肢の筋

長母指伸筋 extensor pollicis longus muscle

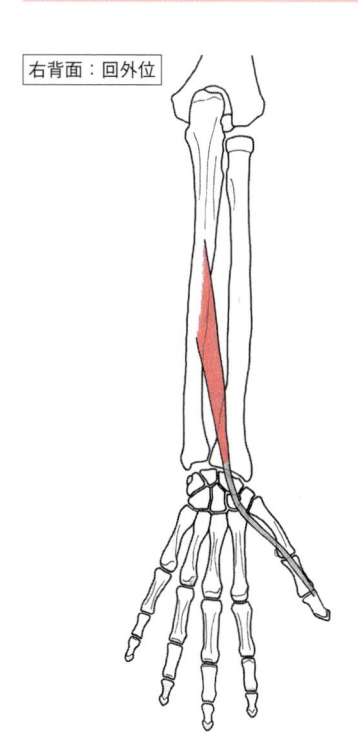

右背面：回外位

前腕の後面中央部にあり縦に走行する筋で，停止腱は第3管を通り手背に達する．また，停止腱は体表から肉眼で確認することができる．

起始	尺骨後面中部，前腕骨間膜
停止	母指末節骨底
神経	橈骨神経（C6-C8）

前腕の伸筋

機能

1) 母指の伸展
2) 母指の外転補助
3) 母指の外旋（対立筋と拮抗）
4) 手関節の背屈（伸展）

前腕の伸筋

短母指伸筋 extensor pollicis brevis muscle

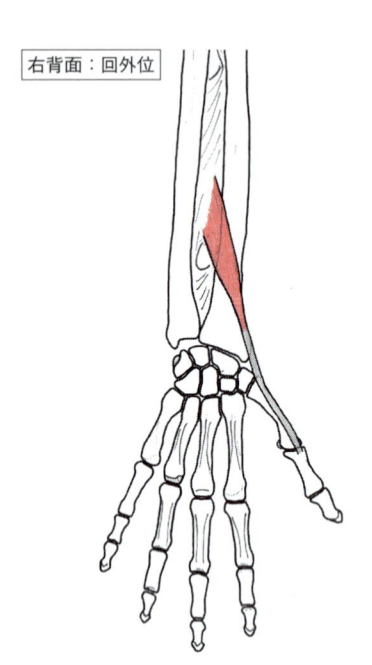

右背面：回外位

前腕の後面下部を橈骨側から母指に向かい斜め下方に走行する．停止腱は第1管を通り，母指へ達する．この腱は母指球の基部で体表から肉眼で確認できる．

起始	前腕骨間膜
停止	母指基節骨底
神経	橈骨神経（C6-C8）

機 能

1) 母指の伸展および軽度外旋
2) 母指の外転
3) 手関節の橈屈（外転）

上肢の筋

【スナフ・ボックス（かぎたばこ入れ）】

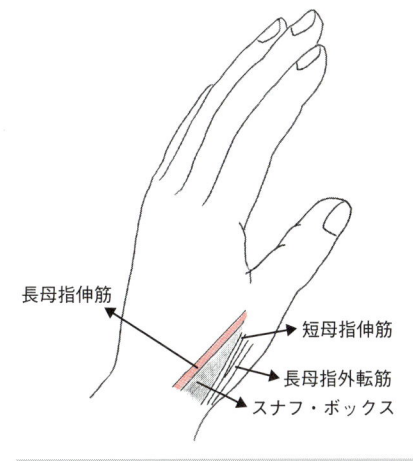

スナフ・ボックスとは，くぼみ（グレーの部分）で，舟状骨の上にあり，長母指伸筋，短母指伸筋，長母指外転筋の間にある．この名称の由来は，かぎ煙草を置いて吸い込んだことによる．

この3つの筋は外在筋（母指の外在筋は長母指屈筋を入れて4つ）なので手関節の安定性にも作用する．

- 長母指伸筋
- 短母指伸筋
- 長母指外転筋
- スナフ・ボックス

母指の外在筋は4つあり，手関節の安定性に関与している

MMT（3・Fair レベル）

● 母指中手指節（MP）関節および指節間（IP）関節伸展

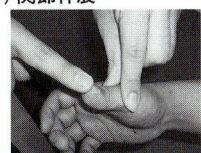

基節骨を固定
主動作筋
（長母指伸筋）

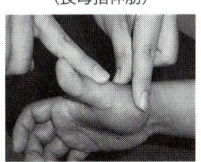

中手骨を固定
主動作筋
（短母指伸筋）

「指をまっすぐに立てて伸ばしなさい」

臨床で考えよう

橈骨遠位端骨折は比較的中高年の女性に多い最も一般的な骨折の一つである．この骨折の合併症の一つとして，**長母指伸筋腱断裂**がある．これは**リスター（Lister）結節部**での摩擦によるものがほとんどで，骨折の転移が少なく，ギプス固定による保存療法を施行した患者に多い傾向にある．受傷後3〜4週間は強いにぎり，もしくは強いつまみ動作と手関節の運動を組み合わせた動作は避けるなどの注意が必要である．

前腕の伸筋

長母指外転筋　abductor pollicis longus muscle

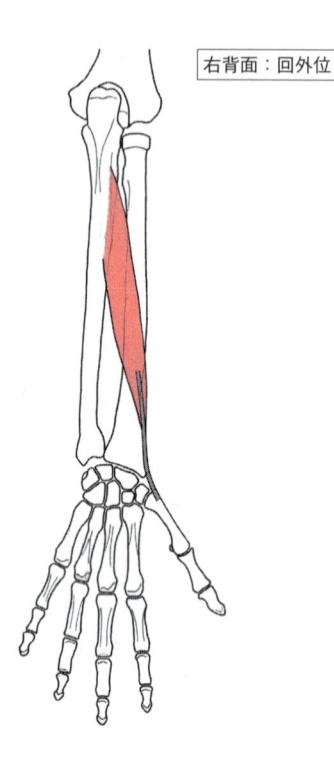

右背面：回外位

尺骨体外側縁に始まり，前腕の後面中央を下へ向かい縦に走行し，第1管を通過して母指に至る．停止腱は母指球後面において肉眼で確認できる．

起始	尺骨体外側縁，前腕骨間膜
停止	第1中手骨底
神経	橈骨神経（C6-C8）

機能
1) 母指の外転，外旋
2) 手関節の橈屈（外転）

上肢の筋

小指伸筋 extensor digiti minimi muscle

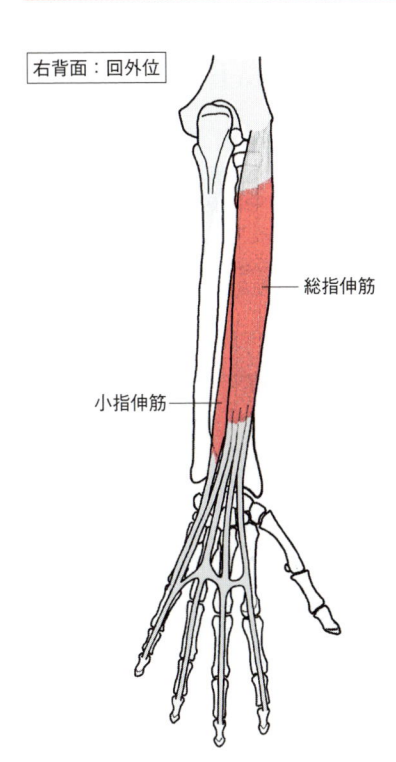

右背面：回外位

総指伸筋

小指伸筋

前腕の後面にあり総指伸筋から分かれた筋で，同筋に沿って縦に走行し，第5管を通り小指に分布する．

起始	小指伸筋腱膜，総指伸筋
停止	第5指（小指）の指背腱膜
神経	橈骨神経（C6–C8）

5 前腕の伸筋

機能
1）第5指の伸展と外転
2）手関節の軽度背屈（伸展）

手の筋

短母指屈筋 flexor pollicis brevis muscle

短小指屈筋 flexor digiti minimi brevis muscle

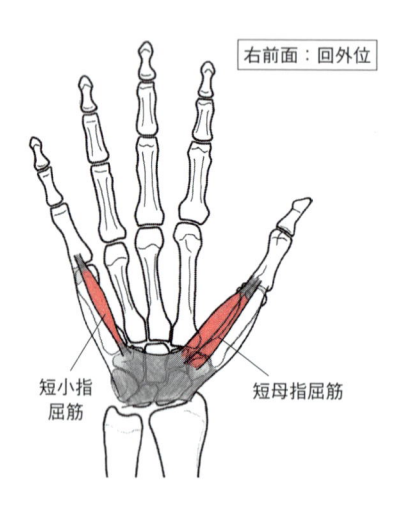

右前面:回外位

短小指屈筋　短母指屈筋

短母指屈筋
手掌の母指球を構成する筋の一つで，手掌の中央から母指の基部に向かう．浅頭と深頭に区分される．

起始	屈筋支帯(浅頭)，大・小菱形骨，有頭骨(深頭)
停止	母指中手骨種子骨，母指基節骨底
神経	正中神経，一部尺骨神経(C6-T1)

短小指屈筋
手掌の小指球を構成する筋．

起始	屈筋支帯，有鈎骨
停止	小指基節骨底
神経	尺骨神経(C7-T1)

機能

1) 短母指屈筋は母指MP関節の屈曲，軽度内旋
2) 短小指屈筋は小指MP関節の屈曲，軽度内旋

上肢の筋

【母指MP，IP関節屈曲の関節運動】

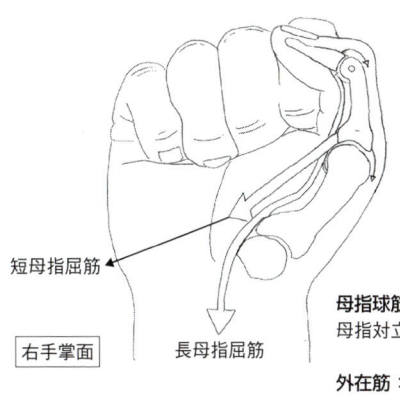

母指中手指節（MP）関節は内在筋である短母指屈筋と外在筋である長母指屈筋の作用によって屈曲する．

長母指屈筋は母指指節間（IP）関節を屈曲させる唯一の筋で，母指MPと手根中手（CM）関節，手関節屈曲にも作用する．

短母指屈筋

長母指屈筋

右手掌面

母指球筋：短母指屈筋，短母指外転筋，母指対立筋，母指内転筋

外在筋：長母指屈筋，長母指伸筋，短母指伸筋，長母指外転筋

長母指屈筋は母指IP関節屈曲の唯一の筋である

MMT（3・Fairレベル）

● 母指指節間（IP）関節屈曲

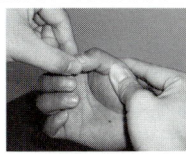

主動作筋
（長母指屈筋）

● 母指MP関節屈曲

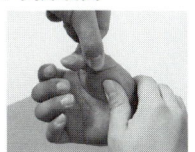

主動作筋
（短母指屈筋）

「親指の先を曲げなさい」
（わずかな抵抗に対して全可動域動かせる）

臨床で考えよう

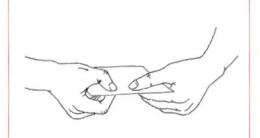

尺骨神経麻痺では母指内転筋と骨間筋が麻痺する．母指のつまみ力を代償するために，長母指屈筋（正中神経支配）に頼る．これは**フローマンサイン（Froment's sign）**といわれ，両手の母指と示指で紙をつまみ，反対方向に引っ張る時に母指の第1関節が曲がること（陽性）で明らかになる．

手の筋

短母指外転筋 abductor pollicis brevis muscle

小指外転筋 abductor digiti minimi muscle

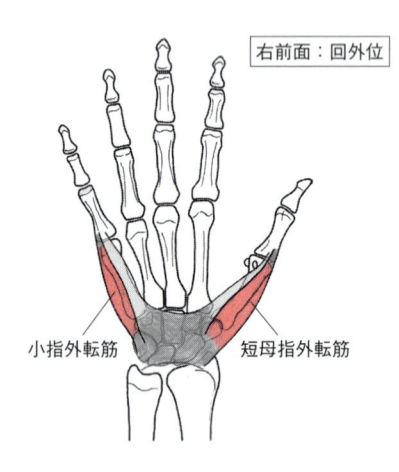

右前面：回外位

小指外転筋　　短母指外転筋

短母指外転筋
手掌の母指球を構成する筋の一つで，母指球の外側にある．

起始	屈筋支帯，舟状骨
停止	中手骨頭種子骨，母指基節骨底
神経	正中神経（C8-T1）

小指外転筋
手掌の小指球の最も外側にある筋．

起始	豆状筋，屈筋支帯
停止	小指基節骨，種子骨
神経	尺骨神経（C8-T1）

機 能
1）短母指外転筋は母指の外転
2）小指外転筋は小指の外転

上肢の筋

【母指の外転運動】

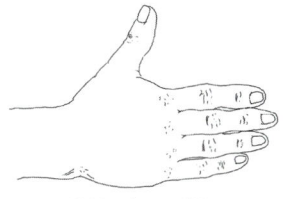

掌側面内での外転

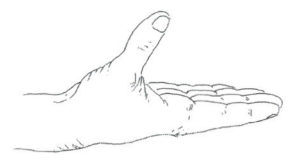

掌側面に対して垂直方向への外転

母指の手根中手関節（CM関節）は自由度2度の典型的な鞍関節である．

母指の外転運動には，指が掌側に沿って開く橈側外転（反対に閉じる尺側内転）および掌側面に対して垂直方向に動く掌側外転（その反対の掌側内転）がある．

母指の外転運動には橈側および掌側の外転がある

MMT（3・Fair レベル）

●母指外転

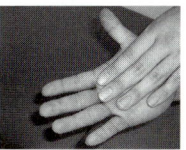

「親指を横に広げてください」
主動作筋
（長母指外転筋）

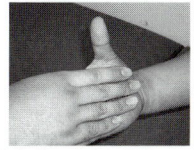

「親指を手のひらに対して垂直に立てるように広げなさい」
主動作筋
（短母指外転筋）

可能な運動範囲を完全に動かせる

臨床で考えよう

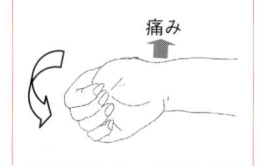

痛み

長母指外転筋・短母指伸筋腱の腱鞘炎をドゥ・ケルバン（de Quervain）病，または狭窄性腱鞘炎という．母指基部から手関節橈側にかけての疼痛，橈骨茎状突起部の腫脹，圧痛がある．母指を内側に入れて手を握り手関節の尺屈を強制すると，手関節の橈側に疼痛を訴える．これをフィンケルシュタイン（Finkelstein）テストという．

6 手の筋

手の筋

母指対立筋　opponens pollicis muscle

小指対立筋　opponens digit minimi muscle

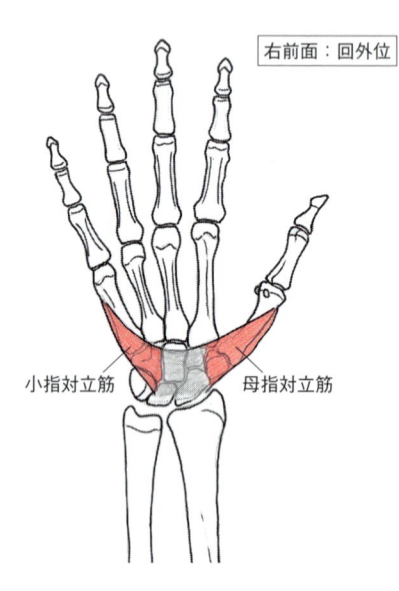

右前面：回外位

小指対立筋　母指対立筋

母指対立筋
手掌の母指球を構成する筋の一つで，母指外転筋の下層にある．

起始	屈筋支帯，大菱形骨結節
停止	第1中手骨体
神経	正中神経（C8-T1）

小指対立筋
手掌の小指球を構成する筋で，手掌下部から小指に向かって斜め上方に走行する．

起始	屈筋支帯，有鈎骨
停止	第5中手骨体
神経	尺骨神経（C7-T1）

機能
1) 母指対立筋は母指を他の指と対立させる
2) 小指対立筋は小指の対立

上肢の筋

【手のアーチ】

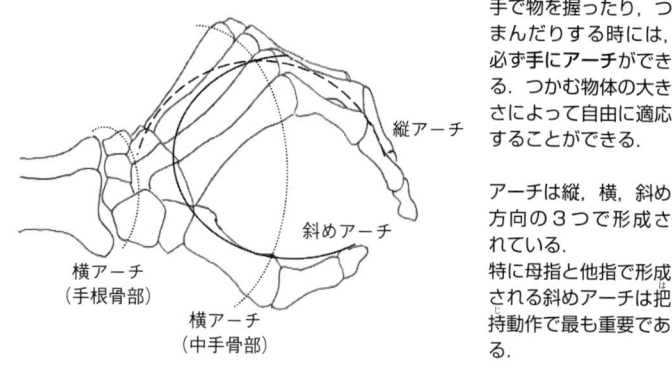

手で物を握ったり、つまんだりする時には、必ず手にアーチができる。つかむ物体の大きさによって自由に適応することができる。

アーチは縦、横、斜め方向の3つで形成されている。
特に母指と他指で形成される斜めアーチは把持動作で最も重要である。

縦アーチ
斜めアーチ
横アーチ（手根骨部）
横アーチ（中手骨部）

手のアーチは縦，横，斜め方向の3つで構成されている

MMT（3・Fair レベル）

●対立運動

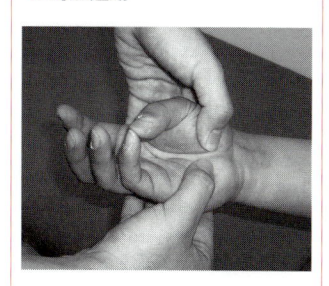

「親指と小指で"O"の字を作ってください」

主動作筋
（母指対立筋，小指対立筋）

臨床で考えよう

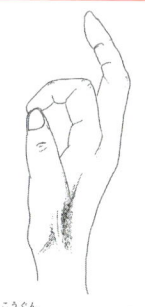

手根管症候群によって母指球筋の麻痺と正中神経領域の感覚障害を伴うものを「低位麻痺」という。母指球筋が萎縮し母指の対立運動が不能となり、母指と示指の指尖をつけて作る丸（perfect O）が不整となる。また母指と手掌が同一面上となるので、これを**猿手**（ape hand）という。

手の筋

母指内転筋　adductor pollicis muscle

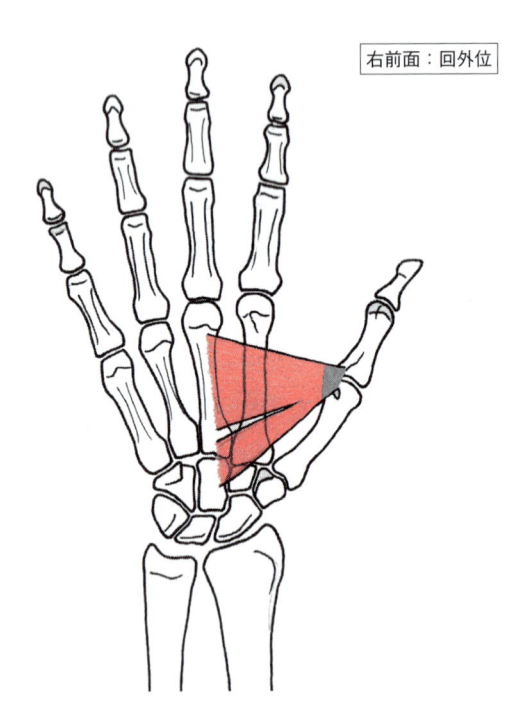

右前面：回外位

手掌の深部において中央から母指に向けて走行する筋で，横頭と斜頭に区分される．

起始	第3中手骨（横頭），有頭骨，第3中手骨底（斜頭）
停止	種子骨および母指基節骨
神経	尺骨神経深枝（C8-T1）

機能
母指の内転と軽度屈曲

上肢の筋

【握りのタイプ】

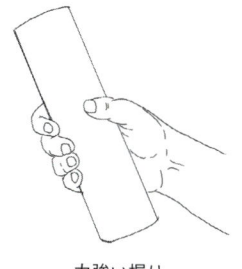

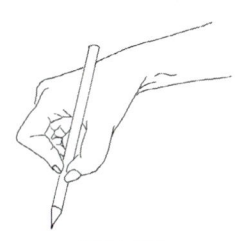

力強い握り　　　　　　　　　正確な握り

力強い"握り"は母指と他指が対立した状態で把持することをいう．虫様筋と骨間筋による指屈曲と母指内転筋が作用する．

鉛筆握りなどは，母指と示指を対立する"正確な握り"と称され，第2指深指屈筋，短母指屈筋，短母指外転筋，母指内転筋が働く．

母指内転筋は手の握り動作において手根中手関節の動きに作用する

MMT（3・Fair レベル）

●母指内転

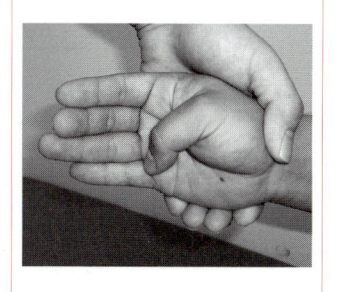

「親指を人差し指に添えるようにしなさい」

主動作筋
（母指内転筋）

臨床で考えよう

- 母指の手根中手関節は鞍関節で自由度2の可動性がある．関節包パターンは外転が最も制限され，次に伸展が制限される．
- 母指内転筋（尺骨神経支配）が筋力低下した場合の代償として，長母指屈筋（正中神経支配）と短母指屈筋浅頭（正中神経支配），深頭（尺骨神経支配）によって，母指が屈曲し手掌面を横切るように引っ張る動きが認められる．

手の筋

虫様筋 lumbrical muscle

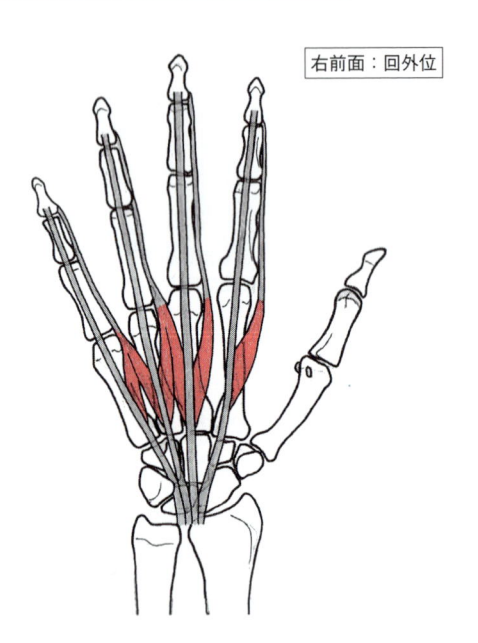

右前面：回外位

手掌の深部において中手骨に沿って縦に走行する小さな筋で、4尖に分かれる．

起始	深指屈筋腱
停止	指背腱膜
神経	正中神経，一部尺骨神経（C8-T1）

機能

1) MP関節の屈曲
2) IP関節の伸展

上肢の筋

【手の外在筋プラスと内在筋プラスの肢位】

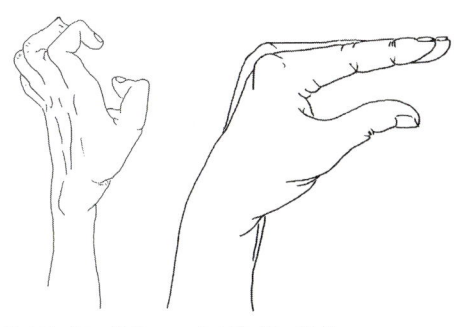

外在筋プラス肢位　内在筋プラス肢位
(内在筋マイナス)

手の内在筋(虫様筋と骨間筋)の収縮はMP関節の屈曲とIP関節の伸展を生じる．これは内在筋プラス肢位という．

外在筋(指伸筋，浅指屈筋，深指屈筋)の収縮はMP関節の伸展とIP関節の屈曲を生じる．これを外在筋プラス肢位，あるいは内在筋マイナス肢位という．

内在筋が指伸筋に対して優位に働くと内在筋プラス肢位となる

MMT（3・Fair レベル）

●指の中手指節 (MP) 関節屈曲

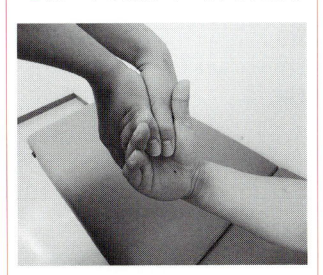

「指を曲げないで，指の付け根だけを曲げなさい」
(抵抗がなければ正しく完全におこなえる)

主動作筋
(虫様筋，骨間筋)

臨床で考えよう

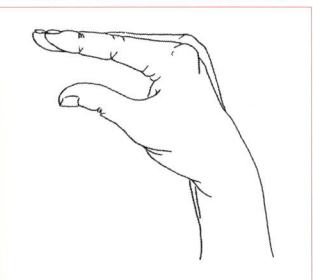

図は視床手(thalamic hand)で，錐体外路疾患において認められる．内在筋プラスの代表例である．指伸筋より相対的に骨間筋，虫様筋の緊張が高い時に生じる．逆に骨間筋，虫様筋が指伸筋より緊張が高い場合，内在筋マイナスで，尺骨神経麻痺の鷲手(claw hand)は，その変形に含まれる．

手の筋

骨間筋 interossei muscle

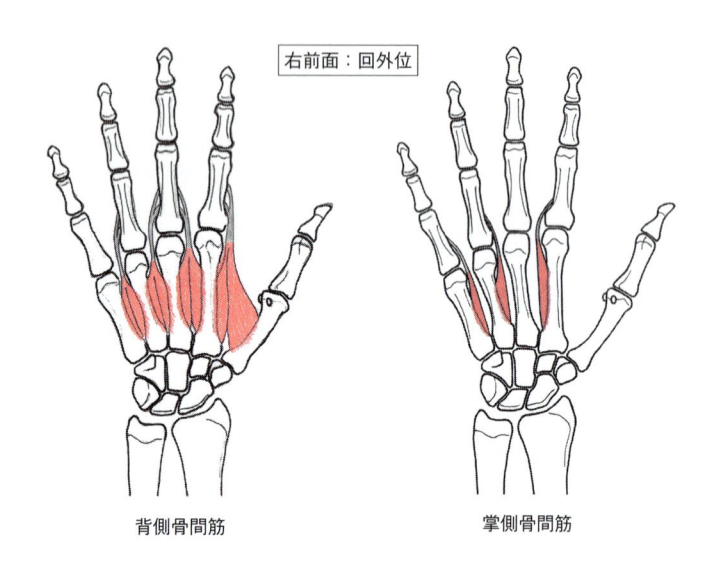

右前面：回外位

背側骨間筋　　　　　掌側骨間筋

手の深部の中手骨間に存在し，3〜4*個の掌側骨間筋と4個の背側骨間筋に区分される．中手骨間を縦に走行し，停止腱は指骨基節骨に至る．

起始	中手骨側面（掌側：第2,4,5指，背側：第2,3,4指）
停止	基節骨側面（掌側：第2,4,5指，背側：第2,3,4指）
神経	尺骨神経（C8-T1）

機能

1) MP関節の屈曲とIP関節の伸展
2) 掌側は第2, 4, 5指の内転（指をそろえる）
3) 背側は第2, 4指の外転（指を開く）

*：米国系の解剖書では第1掌側骨間筋の存在を示唆するものがある．

上肢の筋

【つまみのパターン】

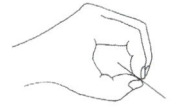

指尖つまみ
(tip pinch)

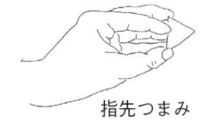

指先つまみ
(5digit pinch)

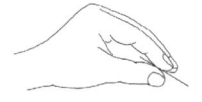

指腹つまみ
(pulp pinch)

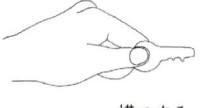

横つまみ
(lateral pinch)

つまみは，左図のように分けられる．これらの動きは中手指節関節（MP関節）に限局した動作である．

つまり虫様筋，骨間筋による安定性が重要である．また中手指節関節の側面には側副靭帯があり，屈曲位で緊張し側方偏位を制限している．

> つまみはMP関節屈曲位での筋性と靭帯性による安定性が重要

MMT（3・Fair レベル）

● 指外転

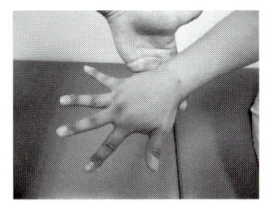

主動作筋
（背側骨間筋）

● 指内転

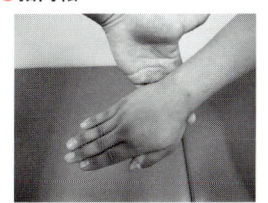

主動作筋
（掌側骨間筋）

臨床で考えよう

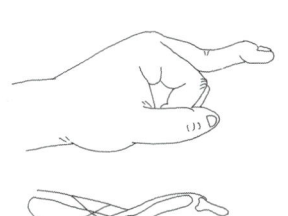

手指運動は多関節の協調的な運動により行われている．伸筋と屈筋とのバランスが崩れることによって，関節の制限や変形をきたす．たとえば，関節リウマチ（RA）の指の変形の代表例として**スワンネック変形**（swan-neck deformity）がある．これは手内筋の拘縮や過緊張によってMP関節の屈曲拘縮，PIP関節の関節不安定性などにより生じる．

6 手の筋

手の筋

短掌筋 palmaris brevis muscle

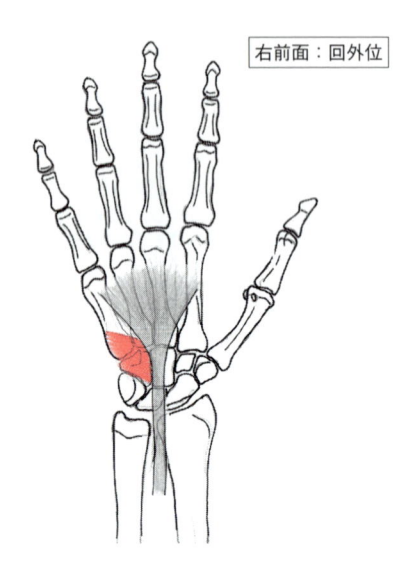

右前面：回外位

手掌腱膜から横に走行する小さな筋.

起始	手掌腱膜内側縁
停止	小指下部の皮膚
神経	尺骨神経（C8-T1）

機 能

手掌腱膜の緊張

上肢の筋

◆ TOPICS ◆

大胸筋の運動

大胸筋と大腰筋はともに体幹から始まり,それぞれ上腕骨と大腿骨に停止する.大胸筋の場合,停止では腱がクロスして付着する.すなわち,大胸筋上部(鎖骨部)からの線維が大結節稜の下部へ,大胸筋下部(肋骨部)の線維が大結節稜の上部へ付着するが,上肢を「バンザイ」をするときのように挙上すると解消され,筋線維は平行となる.この状態で大胸筋全体の筋線維の能力が最も発揮され,上肢を強く下方に振り下ろす運動となる.

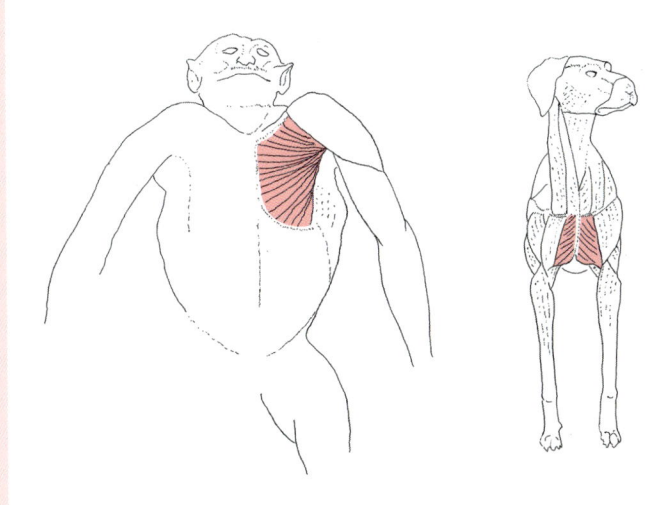

なお,大腰筋(p100参照)の停止も筋裂孔から出ると90°後方へ回り込むようにして小転子に付着するが,これも股関節を90°屈曲すると起始と停止が直線的に配列する.この状態で大腰筋の能力が最も発揮され大腿を体幹側に強く引き付ける運動となる.

これらの運動を四足動物で考えると,大胸筋は前へ振り出した前肢で地面をつかみ,強く後方へ蹴り出す,大腰筋は後肢を強く引き付けバネをきかせて次のステップで後肢の後方への蹴りを生むことになり,速く走るために発達した筋であることがわかる.

◆TOPICS◆ 上肢筋の支配神経と髄節

		C3	C4	C5	C6	C7	C8	T1
上肢帯の筋	前鋸筋			長胸神経				
	小胸筋					胸筋神経		
	鎖骨下筋			鎖骨下筋神経				
	肩甲挙筋		肩甲背神経					
	菱形筋（大・小）		肩甲背神経					
	僧帽筋	副神経，頚神経						
肩関節の筋	大胸筋			外・内側胸筋神経				
	広背筋				胸背神経			
	三角筋			腋窩神経				
	棘上筋			肩甲上神経				
	棘下筋			肩甲上神経				
	小円筋			腋窩神経				
	肩甲下筋			肩甲下神経				
	大円筋			肩甲下神経				
	烏口腕筋			筋皮神経				
肘関節の筋	上腕二頭筋			筋皮神経				
	上腕筋			筋皮神経（一部橈骨神経）				
	腕橈骨筋			橈骨神経				
	上腕三頭筋				橈骨神経			
	肘筋				橈骨神経			
	円回内筋				正中神経			
	方形回内筋					正中神経（前骨間神経）		
	回外筋			橈骨神経				
前腕の屈筋	長掌筋						正中神経	
	橈側手根屈筋				正中神経			
	尺側手根屈筋					尺骨神経		
	浅指屈筋					正中神経		
	深指屈筋					正中神経（一部尺骨神経）		
	長母指屈筋				正中神経（前骨間神経）			
前腕の伸筋	長橈側手根伸筋				橈骨神経			
	短橈側手根伸筋				橈骨神経			
	尺側手根伸筋				橈骨神経			
	総指伸筋				橈骨神経			
	示指伸筋				橈骨神経			
	長母指伸筋				橈骨神経			
	短母指伸筋				橈骨神経			
	長母指外転筋				橈骨神経			
	小指伸筋				橈骨神経			
手の筋	短母指屈筋					正中神経（浅頭），尺骨神経（深頭）		
	短小指屈筋					尺骨神経		
	短母指外転筋						正中神経	
	小指外転筋						尺骨神経	
	母指対立筋						正中神経	
	小指対立筋					尺骨神経		
	母指内転筋						尺骨神経深枝	
	虫様筋Ⅰ・Ⅱ						正中神経	
	虫様筋Ⅲ・Ⅳ						尺骨神経	
	骨間筋						尺骨神経	
	短掌筋						尺骨神経	

上肢の筋

◆TOPICS◆ 上肢筋の関節運動

主: ピンク
補助: グレー

		上肢帯 挙上	上肢帯 下制	上肢帯 外転(屈曲)	上肢帯 内転(伸展)	上肢帯 上方回旋	上肢帯 下方回旋	肩関節 屈曲	肩関節 伸展	肩関節 外転	肩関節 内転	肩関節 内旋	肩関節 外旋	肩関節 水平屈曲	肩関節 水平伸展	肘関節 屈曲	肘関節 伸展	肘関節 回内	肘関節 回外	手関節 掌屈	手関節 背屈	手関節 橈屈	手関節 尺屈
上肢帯の筋	前鋸筋			■		■																	
	小胸筋			■			■																
	鎖骨下筋																						
	肩甲挙筋	■					▨																
	菱形筋(大・小)	■			■		■																
	僧帽筋(上・中・下)	上	下			中	上下																
肩関節の筋	大胸筋鎖骨部							■	▨	▨		■		■									
	大胸筋胸腹部								■		■	■											
	広背筋								■		■	■											
	三角筋(前・中・後)							前	後	中		前	後	前	中後								
	棘上筋									■			▨										
	棘下筋									▨			■		■								
	小円筋												■		■								
	肩甲下筋										▨	■											
	大円筋								■		■	■											
	烏口腕筋							■			■			■									
肘関節の筋	上腕二頭筋(短・長)							短		長	短					■			■				
	上腕筋															■							
	腕橈骨筋															■		▨	▨				
	上腕三頭筋							長	長								■						
	肘筋																■						
	円回内筋															▨		■					
	方形回内筋																	■					
	回外筋																		■				
前腕の屈筋	長掌筋																			■			
	橈側手根屈筋															▨				■		■	
	尺側手根屈筋																			■			■
	浅指屈筋															▨				■			
	深指屈筋																			▨			
	長母指屈筋																			▨			
前腕の伸筋	長橈側手根伸筋															▨					■	■	
	短橈側手根伸筋																				■	■	
	尺側手根伸筋																				■		■
	総指伸筋																				■		
	示指伸筋																				▨		
	長母指伸筋																				▨		
	短母指伸筋																					▨	
	長母指外転筋																					▨	
	小指伸筋																				■		

下肢の筋

7. **下肢帯の筋**
    腸腰筋　*100*
    大殿筋　*102*
    中殿筋　*104*
    小殿筋　*106*
    大腿筋膜張筋　*108*
    梨状筋，内閉鎖筋　*110*
    双子筋，大腿方形筋　*111*
    外閉鎖筋　*112*
8. **大腿の筋**
    大内転筋　*114*
    恥骨筋　*115*
    薄筋　*116*
    長内転筋，短内転筋　*118*
    大腿四頭筋　*120*
    縫工筋　*122*
    大腿二頭筋　*124*
    半腱様筋　*126*
    半膜様筋　*127*
9. **下腿の筋**
    腓腹筋　*130*
    ヒラメ筋　*132*
    足底筋，膝窩筋　*134*
    長母趾屈筋　*136*
    長趾屈筋　*137*
    後脛骨筋　*138*
    前脛骨筋　*139*
    長腓骨筋　*142*
    短腓骨筋　*143*
    長趾伸筋，第三腓骨筋　*146*
    長母趾伸筋　*148*
10. **足の固有筋**
    短趾伸筋　*150*
    短母趾伸筋　*151*
    短母趾屈筋　*152*
    母趾内転筋　*154*
    母趾外転筋　*156*
    短小趾屈筋　*157*
    小趾外転筋　*158*
    短趾屈筋　*160*
    足底方形筋，虫様筋　*162*
    骨間筋　*164*

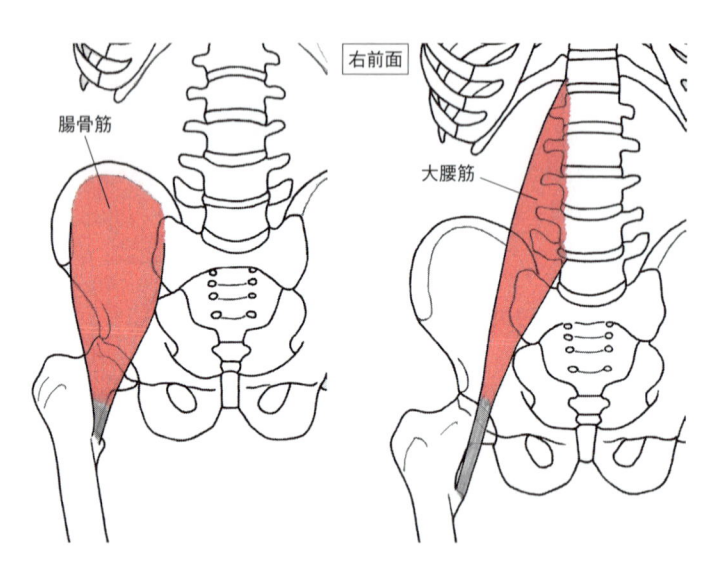

下肢帯の筋

腸腰筋 iliopsoas muscle

右前面

腸骨筋

大腰筋

骨盤の内面をおおう筋でいわゆるインナーマッスルといわれる．腸骨筋と大腰筋に区分される．腰椎椎体外側および腸骨上部から下方に走行する．停止は筋裂孔を通り，骨盤腔を離れ，大腿骨内側に停止する．歩行に関わる主要な筋である．まれにこの筋に付属して小腰筋をみることがある．

起始	腸骨上縁・腸骨窩（腸骨筋）腰椎椎体・第1-第4腰椎肋骨突起（大腰筋）
停止	大腿骨小転子
神経	腰神経叢の筋枝，大腿神経（L1-L4）

機能

1) 股関節の屈曲，軽度外旋
2) 停止が固定され両側が収縮すると体幹の前屈
3) 下肢の開脚位において軽度内転
4) 大腰筋は下肢が固定され一側が収縮すると体幹を軽度側屈

下肢の筋

【骨盤の前傾・後傾に関わる筋群】

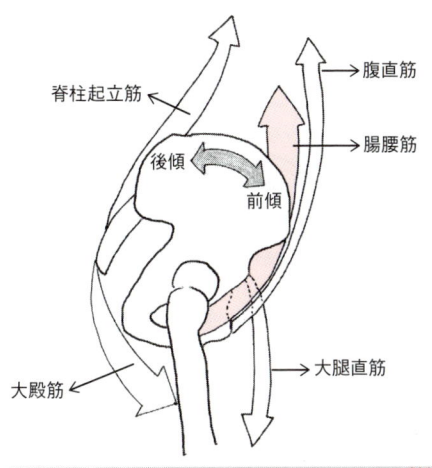

- 腹直筋
- 脊柱起立筋
- 腸腰筋
- 後傾
- 前傾
- 大殿筋
- 大腿直筋

腸腰筋は腸骨筋，大腰筋，小腰筋からなる．前の2つの筋は小転子に，小腰筋は腸恥筋膜弓に付着する．

大腿骨固定位において骨盤前傾を引き起こす筋は，腸腰筋，脊柱起立筋，大腿直筋である．
骨盤後傾に関与するのは，腹直筋，大殿筋である．

腸腰筋は骨盤を前傾させ腰椎前弯を起こす

MMT（3・Fairレベル）

●股関節屈曲

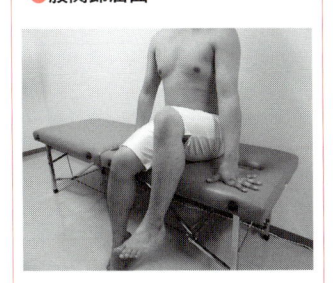

「太ももを台から離れるよう持ち挙げなさい」

主動作筋
（腸骨筋　大腰筋）

臨床で考えよう

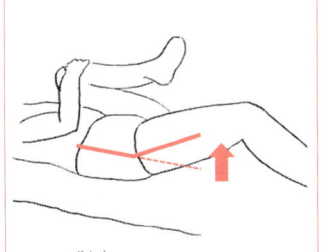

長期臥床や車椅子生活により腸腰筋の短縮が生じると，腰椎前弯が起こり腰痛を引き起こす．この腸腰筋の短縮はトーマステスト（Thomas test）によって明らかにされる．対側の大腿が床から上がれば陽性である．

下肢帯の筋

大殿筋 gluteus maximus muscle

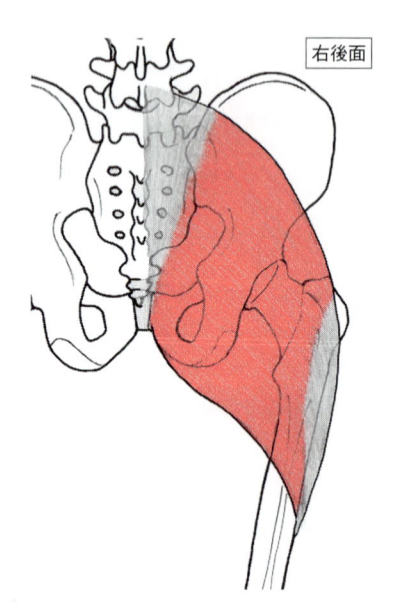

右後面

殿部をおおう幅広い大型の筋で，仙骨後面から始まり，斜め下方へ向かい股関節を越えて大腿骨上部外側に達する．歩行に関わる筋で腸腰筋の拮抗筋．

起始	腸骨翼後部（後殿筋線），仙骨後面外側縁，仙結節靱帯
停止	腸脛靱帯・大腿骨殿筋粗面
神経	下殿神経（L4-S2）

機 能

1) 股関節の伸展
2) 股関節の外旋
3) 下肢が固定されると骨盤をやや側屈および回旋
4) 股関節において上部線維は軽度外転，下部線維は内転

下肢の筋

【殿部後面の筋群】

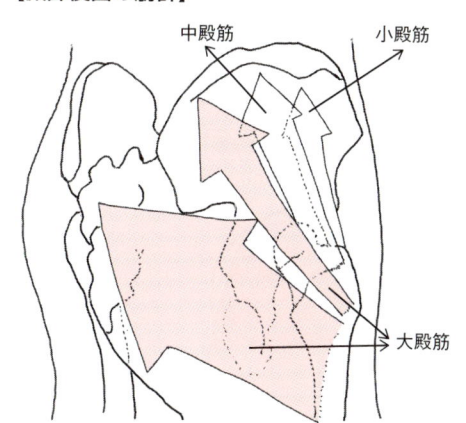

中殿筋　小殿筋　大殿筋

大殿筋は最表層にある強力な伸筋である．股関節を運動軸とした場合，上部の線維は股関節外転，下部線維は内転作用をもつ．

大殿筋は中殿筋および小殿筋の最後方の線維により補助される．
これらの筋は外旋筋でもある．

大殿筋は強力な伸展筋，また股関節外転と内転作用をもつ

MMT（3・Fair レベル）

●股関節伸展

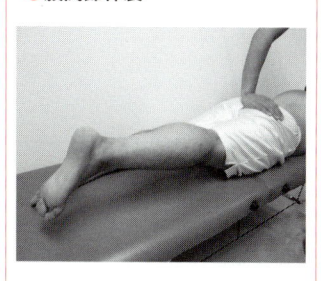

「膝は曲げずに伸ばしたままで台から離し，出来るだけ高く挙げなさい」

主動作筋
（大殿筋，半膜様筋，半腱様筋，大腿二頭筋長頭）

臨床で考えよう

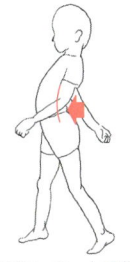

正常歩行において，大殿筋は大腿部を固定した時，骨盤を引き体幹を直立位に保つ．この筋は歩行周期における踵接地から**荷重応答期**に最も働くので，この筋の筋力が低下した場合，ジャックナイフのようにガクンと前方に折れ曲がるように倒れる，いわゆる**大殿筋歩行**を呈する．それを回避するために体幹をそらす．デュシャンヌ型筋ジストロフィーで認められる．

103

下肢帯の筋

中殿筋 gluteus medius muscle

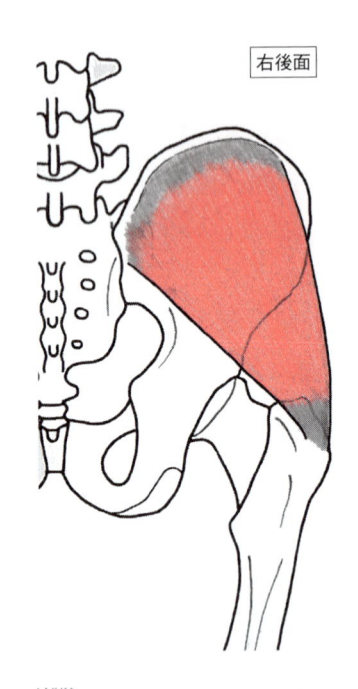

右後面

大殿筋の下層にある扇形の筋で，腸骨稜後縁下部から斜め下方へ向かい，股関節を越えて大腿骨外側に達する．殿筋の筋注部となる

起始	腸骨翼中央（前殿筋線）
停止	大腿骨大転子外側
神経	上殿神経(L4-S1)

機能

1) 股関節の外転
2) 股関節の内旋（前部）および外旋（後部）
3) 下肢が固定されると骨盤を軽度側屈

下肢の筋

【殿部外側の筋群】

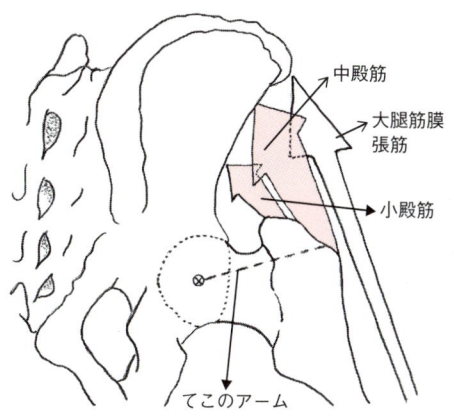

中殿筋，小殿筋，大腿筋膜張筋は，股関節外転の主な筋である．

この筋は，てこのアームに対してほぼ直角に付着しているため，力学的には極めて効率がよい．また骨盤の側方安定性に重要な役割を果たしている．

殿部外側の筋群は，歩行での側方の安定性に関与する

MMT（3・Fair レベル）

●股関節外転

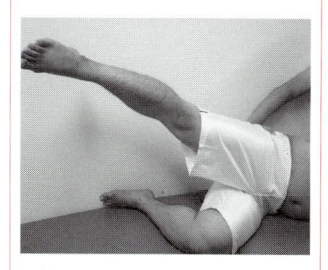

「脚を天井に向かって持ち挙げなさい」

主動作筋
（中殿筋，小殿筋）

臨床で考えよう

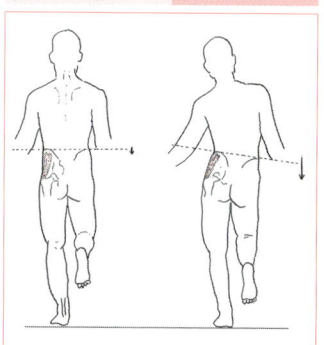

一側の中殿筋の筋力低下が起こると，立脚相初期から中期にかけて遊脚側の骨盤が下降する．これを**トレンデレンブルグ（Trendelenburg）徴候**という．先天性股関節脱臼，内反股でも認められる．

下肢帯の筋

小殿筋 gluteus minimus muscle

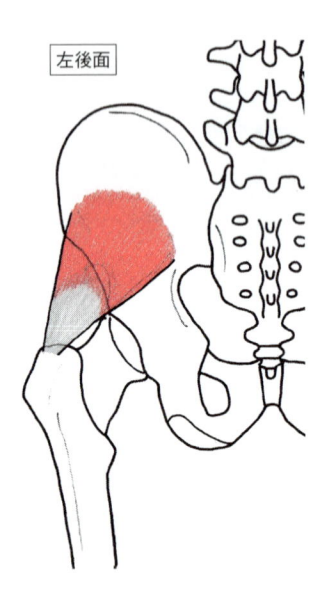

左後面

殿部の最下層にあり，腸骨翼のほぼ中央から斜め下方へ向かい股関節を越えて大腿骨上端へ至る三角形をした筋．

起始	腸骨翼下殿筋線
停止	大腿骨大転子
神経	上殿神経（L4-S1）

機 能

1) 股関節の外転
2) 股関節の内旋（前部）および外旋（後部）
3) 下肢が固定されると骨盤を軽度側屈

下肢の筋

【股関節の内旋筋群】

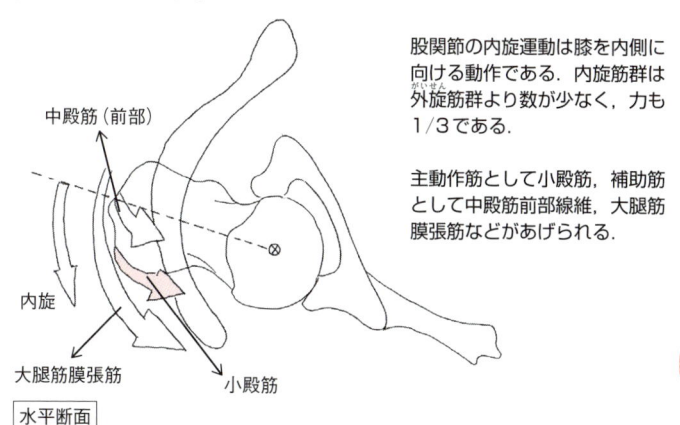

股関節の内旋運動は膝を内側に向ける動作である．内旋筋群は外旋筋群より数が少なく，力も1/3である．

主動作筋として小殿筋，補助筋として中殿筋前部線維，大腿筋膜張筋などがあげられる．

水平断面

小殿筋は主要な内旋筋である

MMT（3・Fair レベル）

●股関節内旋

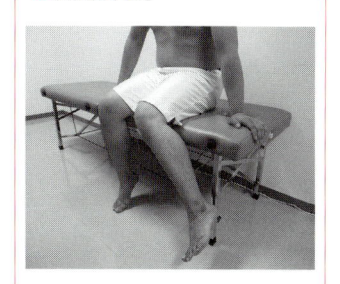

「太ももを内に向かって回しなさい」

主動作筋
（小・中殿筋前部　大腿筋膜張筋）

臨床で考えよう

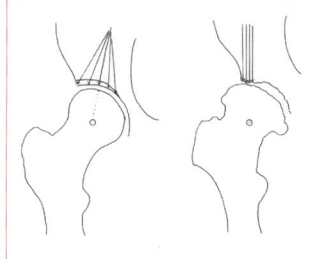

股関節疾患の多くは外旋肢位をもたらす．**変形性股関節症（hip osteoarthritis）** は，臼蓋形成不全や大腿骨の頸体角，前捻角の異常により，関節面での荷重が集中することで，関節軟骨の変性が進行していく疾患である．股関節の屈曲，外旋，内転位に拘縮しやすい．

下肢帯の筋

大腿筋膜張筋 tensor fasciae latae muscle

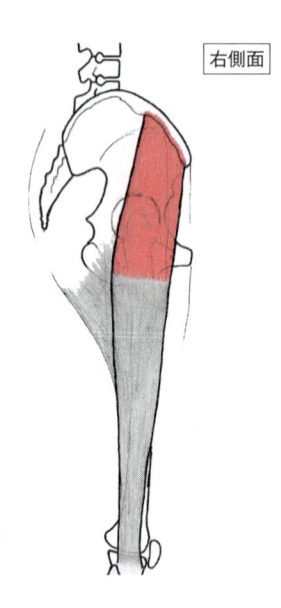

右側面

腸骨稜前部の外側縁に始まり，大腿部の外側を大腿筋膜におおわれて縦に走行する筋で，筋束は途中で終わり腸脛靭帯となる．

起始	上前腸骨棘，腸骨稜前部
停止	腸脛靭帯を介して脛骨外側顆
神経	上殿神経(L4-S1)

機能

1) 股関節の外転と軽度内旋
2) 大腿筋膜の緊張
3) 停止部が固定されると骨盤を軽度側屈（膝関節では歩行時に活躍）

下肢の筋

【腸脛靭帯に移行して膝関節にも作用する】

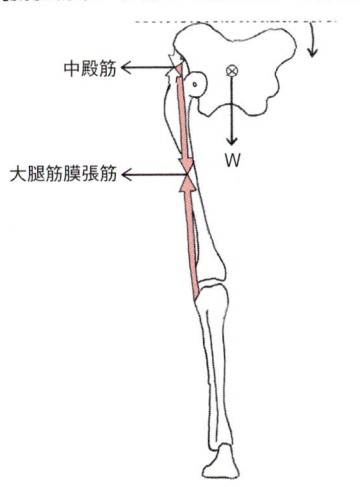

中殿筋 ←
大腿筋膜張筋 ←

片脚で支持されている時，重心を通って働く体重Wは，支持脚股関節で骨盤を傾けるように働くが，中殿筋の力により骨盤の安定性が確保される．

支点が股関節中心，荷重点を重心に働く体重W，中殿筋の付着部を力点とすると，第一のてこに相当する．

大腿筋膜張筋は中殿筋の働きを補助している

MMT（3・Fair レベル）

●股関節屈曲位からの外転

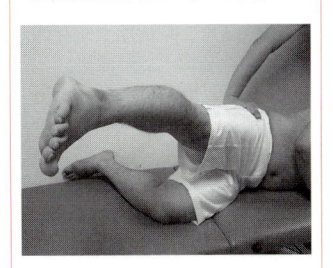

「脚を天井に向けて挙げなさい」

主動作筋
（大腿筋膜張筋）

臨床で考えよう

- ランニングやバスケットボールなどの競技において，膝が伸展から屈曲を繰り返すと，腸脛靭帯が大腿骨外顆の前方から後方に滑ることで摩擦が起こり，周辺組織が炎症を生じる．これを**腸脛靭帯炎**という．
- 側臥位で上側の股関節を屈曲，内転した時，もし大腿筋膜張筋の短縮があれば下肢が下りない，つまり内転制限がある．これを**オーバーテスト（Ober test）**という．

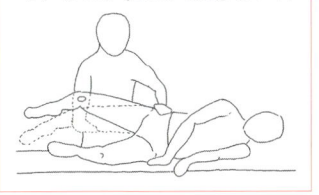

下肢帯の筋

梨状筋 piriformis muscle

内閉鎖筋 obturator internus muscle

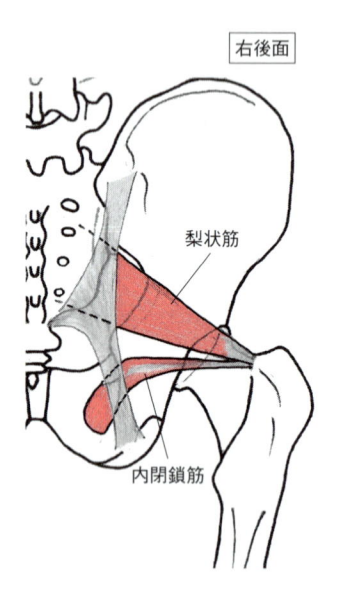

右後面

梨状筋
内閉鎖筋

梨状筋（図上）
骨盤の深部にあり，仙骨前面から大坐骨孔を通り大腿骨へ向かう．この筋により大坐骨孔は2分され，梨状筋上孔と梨状筋下孔が形成される．

起始	仙骨前面外側縁
停止	大腿骨大転子上部
神経	仙骨神経叢の筋枝 (L5-S2)

機 能

股関節の外旋と外転
備考：梨状筋上孔を通るもの-上殿神経，上殿動脈など，梨状筋下孔を通るもの-坐骨神経，下殿神経，陰部神経，下殿動脈など

内閉鎖筋（図下）
骨盤の深部にあり閉鎖孔を内側からおおい，小坐骨孔を通り90°方向をかえ側方へ向かい，停止腱は大腿骨へ達する筋．

機 能

股関節の外旋

起始	寛骨閉鎖孔内側縁
停止	大腿骨転子窩
神経	仙骨神経叢の筋枝 (L5-S3)

下肢の筋

双子筋 gemellus muscle

大腿方形筋 quadratus femoris muscle

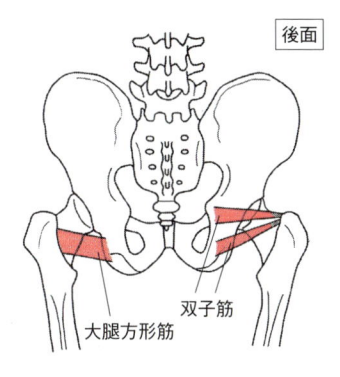

[後面]

双子筋
大腿方形筋

双子筋（図右）
骨盤後面において閉鎖孔の内側上縁と下縁から大腿骨に向かう小さな筋で，上双子筋と下双子筋が存在する．停止腱は内閉鎖筋と合流する．

起始	坐骨棘（上双子筋），坐骨結節（下双子筋）
停止	大腿骨転子窩
神経	仙骨神経叢の筋枝（L4–S1）

機 能
股関節の外旋

大腿方形筋（図左）
骨盤後面下部において骨盤から大腿骨に向けて横に走行する方形の小さな筋．

起始	坐骨結節
停止	大腿骨転子間稜
神経	仙骨神経叢の筋枝（L4–S1）

機 能
股関節の外旋と内転

下肢帯の筋

外閉鎖筋 obturator externus muscle
（がいへいさきん）

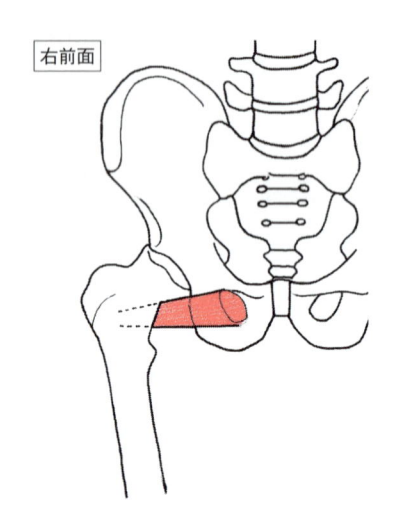

[右前面]

骨盤壁にあり閉鎖孔を外側からおおい，横に走行し大腿骨へ至る．

起始	閉鎖膜
停止	大腿骨転子窩
神経	閉鎖神経 (L3-L4)

機 能

1) 股関節の外旋
2) 股関節の内転補助

112

下肢の筋

【骨盤後面を占める深層筋群（外旋筋）】

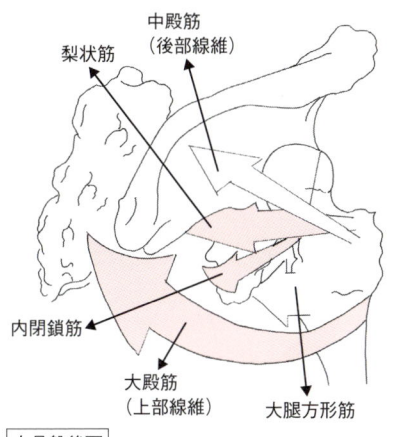

梨状筋
中殿筋（後部線維）
内閉鎖筋
大殿筋（上部線維）
大腿方形筋

右骨盤後面

股関節の深層に存在する筋群は安定性に関与している．外旋筋は内旋筋に比べ作用する筋が多く強力である．以下の筋は深層外旋筋あるいは骨盤転子筋といわれる．
梨状筋，内閉鎖筋，上・下双子筋，大腿方形筋，外閉鎖筋（骨盤前面）

これらの筋の力の方向は水平面であり，外旋トルクの産生に最適である．

外旋筋は内旋筋よりはるかに強力である

MMT（3・Fairレベル）

●股関節外旋

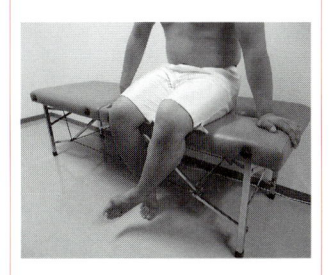

「太ももを外に向かって回しなさい」

主動作筋
（内・外閉鎖筋，梨状筋，上・下双子筋，大腿方形筋，大殿筋）

臨床で考えよう

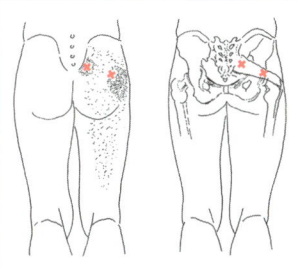

梨状筋が大坐骨孔を上下に二分し，この筋が収縮するとそれに伴っている神経，血管が圧迫される．これにより腰背部，後大腿部，下腿部での痛みや知覚異常，座位など長時間の股関節屈曲・内転・内旋などにより痛みが悪化する．梨状筋によるこれらの症状を**梨状筋症候群**という．図にトリガーポイントを示す．

大腿の筋（内転筋）

大内転筋 adductor magnus muscle

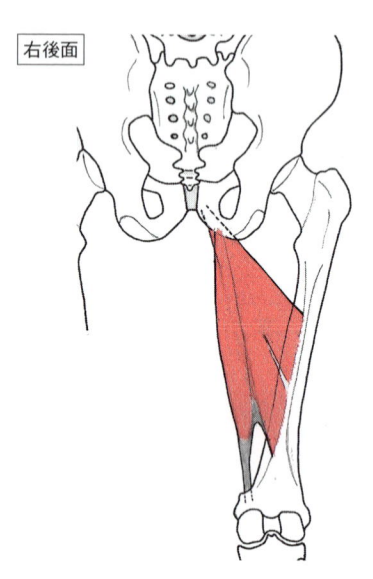

[右後面]

大腿の内側にある筋で，内転筋群の中で最も大きな筋．骨盤の下端に始まり，停止は大腿骨全体におよび一部内転筋腱裂孔を形成する．これは内転筋管の構成要素であり，大腿動脈，静脈が通過する．小内転筋を区別することがある．

起始	恥骨下枝，坐骨枝および坐骨結節
停止	大腿骨粗線内側唇，大腿骨内側上顆
神経	閉鎖神経（L2-L4），一部坐骨神経（脛骨神経部）

機能

1) 開いた脚の引き付け（股関節の内転）
2) 股関節の屈曲時には股関節の伸展
3) 股関節の外旋

114

下肢の筋

恥骨筋 pectineus muscle

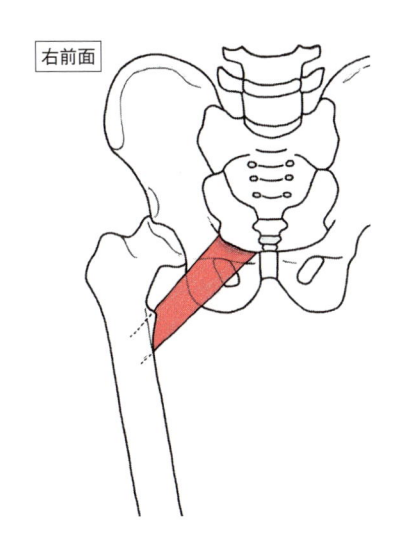

右前面

内転筋群の一つで、大腿内側の最上部にある小さな筋．恥骨から大腿骨内側に向けて斜め下方に走行する．

起始	恥骨上枝（恥骨櫛）
停止	大腿骨内縁上部
神経	大腿神経，一部閉鎖神経（L2-L3）

機 能

1) 股関節の内転と軽度屈曲
2) 股関節屈曲時には股関節を軽度伸展

115

大腿の筋（内転筋）

薄筋 gracilis muscle

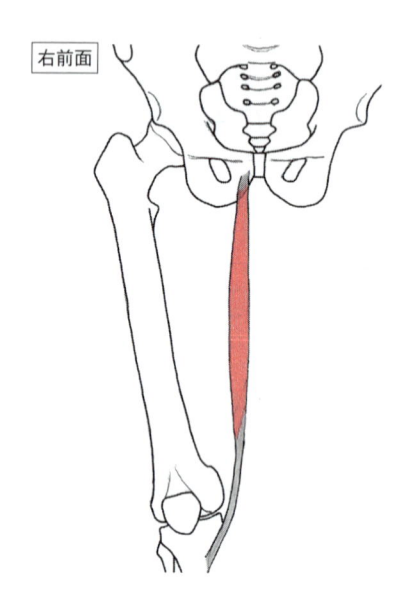

右前面

骨盤下端に始まり，大腿の浅層内側面を縦に走行する細長い帯状の筋で停止腱は膝関節を越えて脛骨上端において鵞足を形成する．

起始	恥骨下枝
停止	脛骨粗面内側（鵞足を形成）
神経	閉鎖神経（L2-L4）

機 能

1) 股関節の内転および軽度屈曲
2) 膝関節の屈曲補助と内旋
3) 大腿筋膜張筋と拮抗して歩行時のバランスをとる

下肢の筋

【股関節の内転筋群】

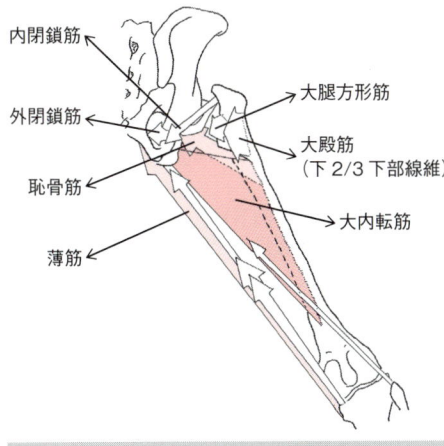

内閉鎖筋
外閉鎖筋
恥骨筋
薄筋
大腿方形筋
大殿筋（下2/3下部線維）
大内転筋

股関節の内転は両肢をそろえる動作であり，大腿の前内側を占める筋群である．寛骨から起こり，斜め外下方に下がって大腿骨の内側に付着する以下の6筋を大腿内転筋という．
薄筋，恥骨筋，長内転筋，短内転筋，大内転筋，外閉鎖筋

股関節外転筋群に比べると弱い．

> 内転筋群は外転筋群に比べて数は多いが弱い

MMT（3・Fair レベル）

●股関節内転

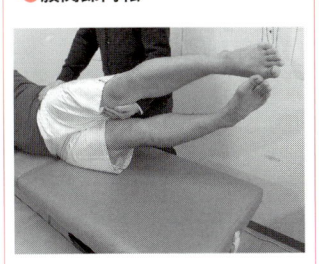

「下の脚を上の脚に寄せなさい」
（全可動範囲挙上）

主動作筋
（大内転筋，短内転筋，長内転筋，恥骨筋，薄筋）

臨床で考えよう

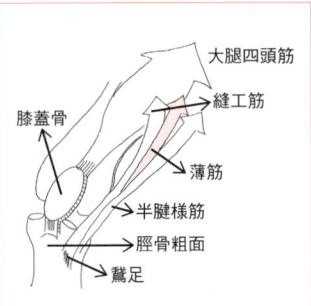

大腿四頭筋
膝蓋骨
縫工筋
薄筋
半腱様筋
脛骨粗面
鵞足

薄筋，縫工筋，半腱様筋の3つの腱は**鵞足（pes anserinus）**といわれ，脛骨に付着する．膝関節の内旋筋として働く．ランニングなどのスポーツによって付着部分に過度なストレスがかかり炎症が生じる．これを**鵞足炎**という．

大腿の筋（内転筋）

長内転筋　adductor longus muscle

短内転筋　adductor brevis muscle

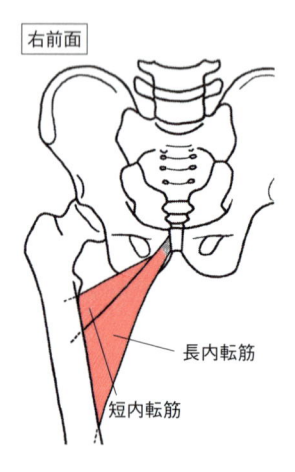

右前面

長内転筋
短内転筋

長内転筋（図下）
内転筋群の一つで大腿の内側にあり，骨盤下端から大腿内側に向けて斜め下方に走行する三角形の筋．

起始	恥骨結合
停止	大腿骨粗線上部
神経	閉鎖神経（L2-L4）

機　能
1）股関節の内転
2）大腿骨の軽い外旋
3）股関節の屈曲時には軽度伸展
4）股関節の伸展時には軽度屈曲

短内転筋（図上）
内転筋群の一つで恥骨筋と長内転筋の下層に存在する．恥骨結合から斜め下方に走行し，大腿骨後面上部に達する．

起始	恥骨結節
停止	大腿骨粗線内側唇上部
神経	閉鎖神経（L2-L3）

機　能
1）股関節の内転および外旋
2）股関節屈曲時には伸展補助
3）股関節の伸展時には軽度屈曲

下肢の筋

【筋作用の逆転】

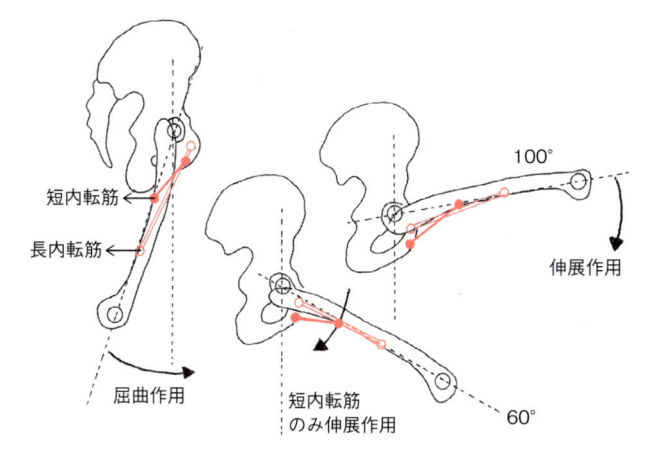

短内転筋
長内転筋
屈曲作用
短内転筋のみ伸展作用
100°
60°
伸展作用

股関節の内転筋群である短内転筋，長内転筋は，股関節屈曲作用がある．

股関節屈曲50°では内転筋群は屈曲軸に対して前方にあるので屈曲筋として働く．しかし60°以上になるとその走行が伸展軸上にあるため伸展筋となる．

> 動きの変化に伴い機能的な逆転が起こる

臨床で考えよう

- 内転筋群は短距離走やサイクリングなどの大きなパワーを有する運動時に，股関節伸力として有用である．
- 歩行周期の前遊脚期において股関節伸展位での下肢が慣性の動きとともに，長内転筋によって前方に振り出される．つまり股関節屈曲の補助として働く．
- 股関節外転制限は内転筋群の短縮により生じる．その他の原因として関節包内側部，恥骨大腿靭帯の短縮が考えられる．
- 一側の股関節内転位拘縮により，同側の骨盤挙上と同側への体幹側屈による代償が認められる．

大腿の筋（伸筋）

大腿四頭筋 quadriceps femoris muscle

右前面

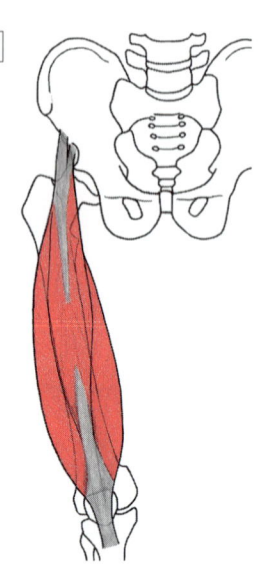

大腿の前部にある大型の筋で，起始は四頭に分かれ，大腿直筋，内側広筋，外側広筋，中間広筋に区分される．大腿直筋は腸骨から股関節を越えて下方に走行するが，他の筋は大腿骨の途中から下方に向かい走行する．停止は膝蓋骨をつつみ膝蓋靭帯となり脛骨に達する．

起始	下前腸骨棘，寛骨臼上縁（直筋），大腿骨体（内側広筋，外側広筋，中間広筋）
停止	脛骨粗面（脛骨上端）
神経	大腿神経（L2-L4）

機 能

1) 膝関節の伸展
2) 股関節の屈曲と軽度外転（直筋）
3) 下肢全体が固定されると体幹を軽度前屈（直筋）

下肢の筋

【膝関節の伸展機構に関わる筋群】

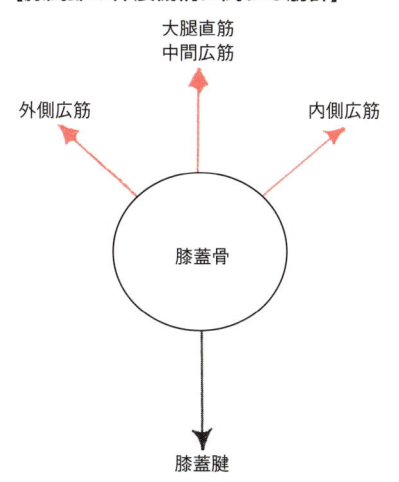

大腿直筋
中間広筋
外側広筋
内側広筋
膝蓋骨
膝蓋腱

膝伸展機構は身体重心の上下移動を可能にしている重要な筋である．

膝関節は生理的外反を呈しており，膝蓋骨は外側方向へ牽引される．これを内側広筋により補正している．
また，内側広筋は廃用性により筋萎縮が著明に表れ，大腿周径の計測により明らかにすることができる．

内側広筋は膝の内側の安定性に関与する

MMT（3・Fair レベル）

● 膝関節伸展

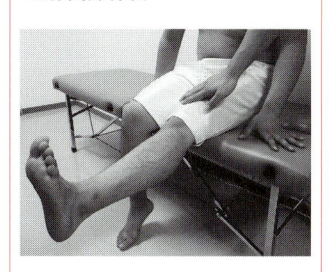

「膝をまっすぐに伸ばし，その位置に保ちなさい」

主動作筋
（大腿四頭筋）

臨床で考えよう

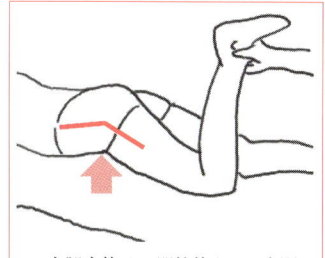

・大腿直筋は二関節筋なので短縮すると，腹臥位で膝関節を屈曲させると，殿部が持ち上がる，いわゆる**尻上がり現象**が認められる．
・端座位で膝伸展した場合，最終伸展ができない（他動では完全伸展可），この筋力低下の現象を**伸筋不全（extensor lag）**という．

大腿の筋（伸筋）

縫工筋　sartorius muscle

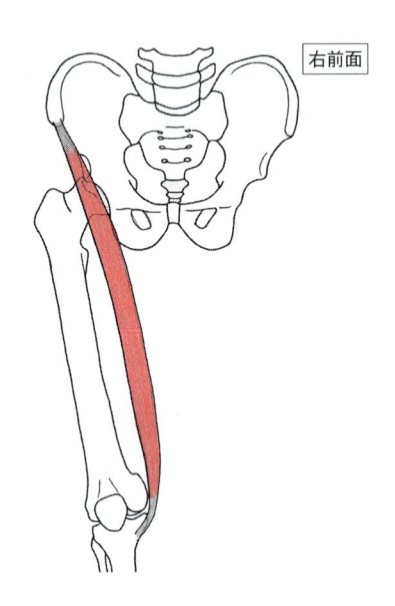

右前面

腸骨前端に始まり，大腿の前面をたすきがけするように斜め下方に走行する細長い筋で，停止は脛骨内側上端において鵞足を形成する．

起始	上前腸骨棘
停止	脛骨粗面内側（鵞足を形成）
神経	大腿神経（L2-L3）

機能

1) 股関節を屈曲，外転，外旋し，膝関節を屈曲する．いわゆる胡坐動作
2) 下肢が固定されると骨盤を軽く前下方へ引く

下肢の筋

【縫工筋と大腿筋膜張筋との機能】

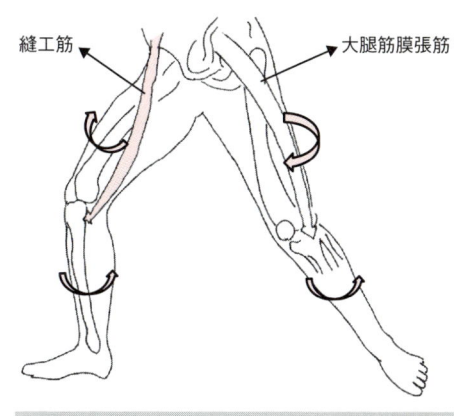

縫工筋　　　　　　　　　大腿筋膜張筋

縫工筋は股関節外転・外旋，ならびに膝関節内旋の作用があり，膝関節の運動方向を決定する筋である．

大腿筋膜張筋は膝関節外旋，股関節外転・内旋作用で腸脛靭帯を介して，縫工筋とともに膝関節運動の動的安定性に関与する．

縫工筋と大腿筋膜張筋は，膝の内外旋に関し動的安定性に重要である

MMT（3・Fair レベル）

● 股関節屈曲・外転・膝屈曲位での外旋

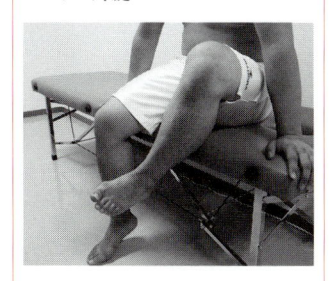

「踵を向う脛の上を滑らせて膝まで持っていきなさい」

主動作筋
（縫工筋）

臨床で考えよう

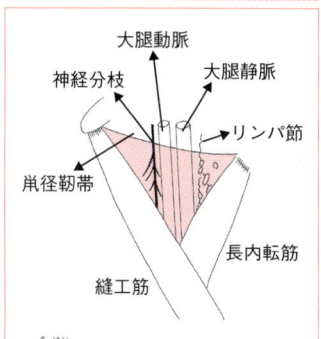

大腿動脈
大腿静脈
神経分枝
リンパ節
鼡径靭帯
長内転筋
縫工筋

鼡径靭帯と縫工筋内側，長内転筋外側を囲む三角を大腿三角，**スカルパ三角（scarpa triangle）**という．外側には大腿骨頭が位置する．

大腿の筋（屈筋）

大腿二頭筋 biceps femoris muscle

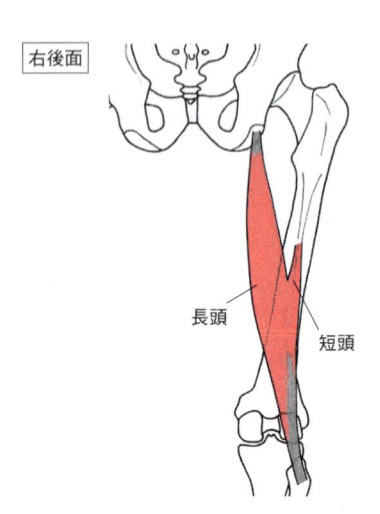

右後面

長頭
短頭

この筋の筋頭は2つに分かれ長頭と短頭に区分される．長頭は骨盤下端および大腿骨体から始まり，短頭は大腿骨後面から始まる．両頭は大腿後面を縦に走行し，膝関節を越えて腓骨上端に付着する．ハムストリングスの一つ．

起始	坐骨結節（長頭），大腿骨粗線外側唇（短頭）
停止	腓骨頭
神経	脛骨神経(L5-S2)（長頭），総腓骨神経(L4-S1)（短頭）

機　能

1) 膝関節の屈曲，外旋
2) 股関節の伸展，外旋
3) 着席時に股関節の屈曲

124

下肢の筋

【大腿二頭筋長頭，半膜様筋，半腱様筋を総称して，ハムストリングス (hamstrings)】

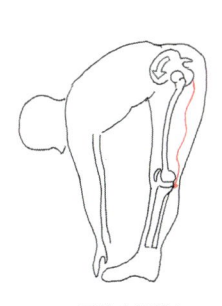

正常な腰椎と
股関節の屈曲

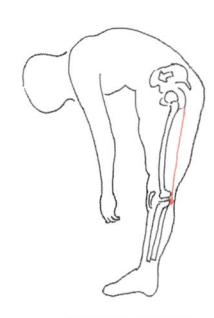

股関節屈曲制限
（過度の腰椎屈曲）

ハムストリングスは動的な骨盤の安定性に関与する．立位から体幹前屈110°では腰椎屈曲が40°，股関節屈曲70°の組み合わせで起こる．前屈開始は腰椎の動きから始まる．ハムストリングスの短縮があれば，腰椎，下部胸椎にストレスがかかる．
体幹前屈位から立位に戻る場合は，腰椎伸展から起こる．腰椎伸展が上手くいかないとハムストリングス，大殿筋の負担が大きくなる．これを腰椎骨盤リズムという．

ハムストリングスは腰椎骨盤リズムに関与する

MMT（3・Fair レベル）

● 膝関節屈曲

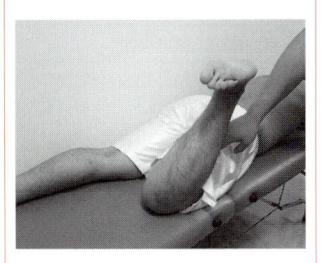

「足先を外に向けたままで膝を曲げなさい」

主動作筋
（大腿二頭筋）

臨床で考えよう

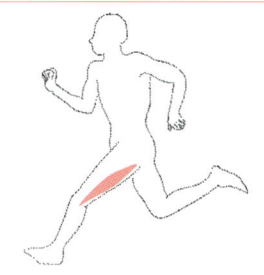

短距離の全力疾走中にハムストリングスに肉離れが起こりやすい．肉離れとは，筋に強い張力が働くことにより，筋の一部が損傷した状態をいう．多くは筋腱移行部に損傷が認められ，原因は膝関節の伸筋と屈筋とのバランス，股関節の柔軟性などがあげられる．一度発生すると再発の可能性が高いといわれている．

大腿の筋（屈筋）

半腱様筋 (はんけんようきん) semitendinosus muscle

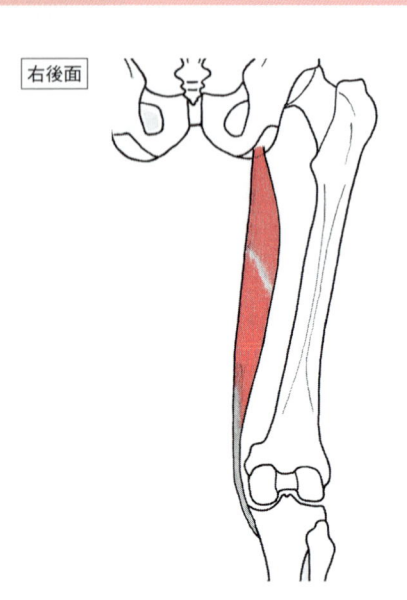

右後面

骨盤下端に始まり，大腿の後面内側を縦に走行する筋で，ハムストリングスを構成する筋．停止腱は縫工筋，薄筋とともに脛骨内側上端において鵞足を形成する．

起始	坐骨結節
停止	脛骨粗面内側（鵞足を形成）
神経	脛骨神経（L4-S2）

機能
1) 膝関節の屈曲および軽度内旋
2) 股関節の伸展

下肢の筋

半膜様筋 (はんまくようきん) semimembranosus muscle

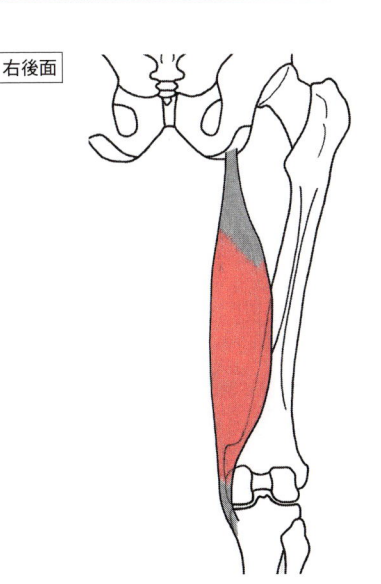

右後面

骨盤の下端に始まり，大腿の後面内側を縦に走行する筋で，停止腱は膝関節後面を越えて脛骨に達する．半腱様筋，大腿二頭筋とともにハムストリングスを構成する筋．

起始	坐骨結節
停止	脛骨上端内側顆
神経	脛骨神経 (L4-S2)

機 能
1) 膝関節の屈曲および軽度内旋
2) 股関節の伸展

127

大腿の筋（屈筋）

【筋の収縮と膝十字靭帯の緊張の変化】

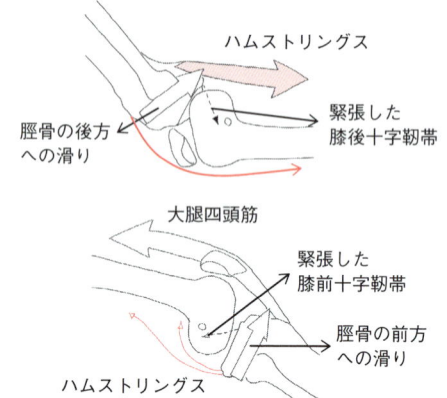

半腱様筋，半膜様筋は内側ハムストリングスを構成する．

左上図は腹臥位で膝屈曲した時，ハムストリングスの収縮が大腿骨に対して脛骨が後方に滑るために，膝後十字靭帯の緊張が高まることを表す．

左下図は端座位で膝伸展した時，大腿四頭筋の収縮が脛骨を前方に滑らせ，膝前十字靭帯の緊張が高まることを示す．

単独にハムストリングスが収縮すると膝後十字靭帯，大腿四頭筋の収縮は膝前十字靭帯の緊張を高める

MMT（3・Fair レベル）

●膝関節屈曲

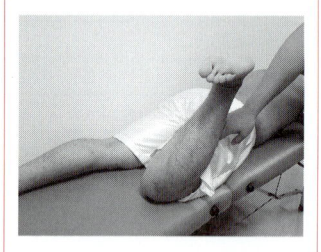

「足先を内に向けたまま膝を曲げなさい」

主動作筋
（半腱様筋・半膜様筋）

臨床で考えよう

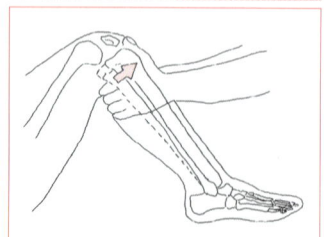

膝前十字靭帯（ACL：anterior cruciate ligament）は膝関節において最も頻繁に損傷する靭帯である．非接触におけるスポーツにおいてもよく起こる．背臥位で膝関節90°屈曲位で下腿中枢部を後方から前方へ引き出すことで確認することができる．これを**前方引き出しテスト**（anterior drawer test）という．

下肢の筋

◆TOPICS◆
鵞足（がそく）

縫工筋

薄筋

半腱様筋

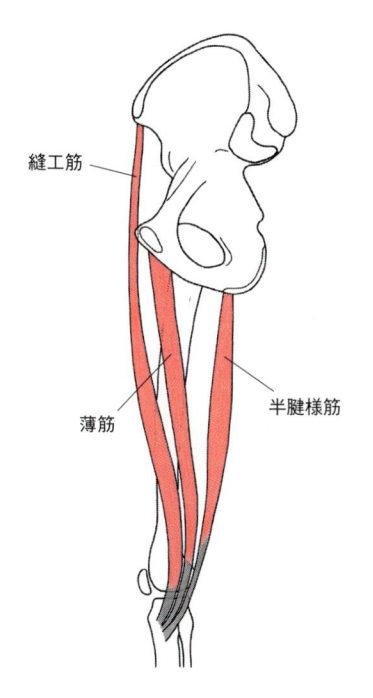

鵞足は膝関節の内側下方にみられる構造で、縫工筋、半腱様筋、薄筋の3筋の終止腱によって形成される。形状が鵞鳥（アヒル）の足に似ていることから命名された。

下腿の筋（屈筋）

腓腹筋 gastrocnemius muscle

右後面

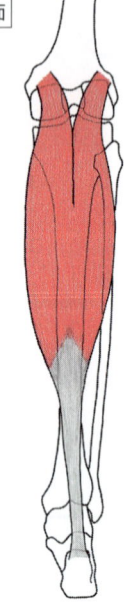

下腿後面の表層に分布する筋でヒラメ筋と合一し下腿三頭筋を形成する．大腿骨遠位端から2頭で始まり下腿に沿って下行し，途中でヒラメ筋と合流し，踵骨腱（アキレス腱）を形成する

起始	大腿骨内側上顆および外側上顆
停止	踵骨隆起
神経	脛骨神経（L4-S2）

機能

1) 全体が収縮すると足関節の底屈（屈曲）（いわゆる地面をける，あるいはつま先立ちの動作）
2) 足を固定すると膝関節の屈曲（着席などの動作）

【腓腹筋の内・外側頭，ヒラメ筋を総称して下腿三頭筋】

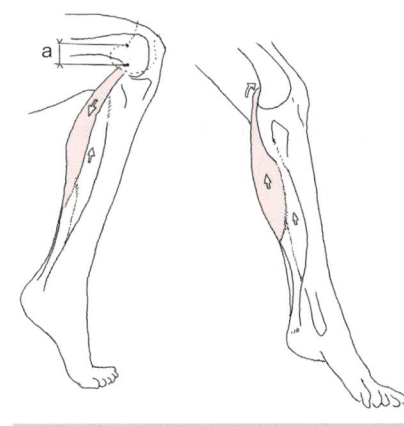

下腿三頭筋はアキレス腱を形成し踵骨隆起に付着する．

腓腹筋は二関節筋なので膝関節の角度によって足底屈力が変化する．
膝が完全伸展位にあるとき，腓腹筋は膝屈曲時より伸張され（左図のaの長さ）効果的に作用する．つま先立ち動作や短距離競技のスタート時に腰を挙げ膝を伸展しながら地面を蹴る動作など，強く力を発揮する．

腓腹筋は膝関節角度により足底屈力が変化する

MMT（3・Fairレベル）

●足関節底屈

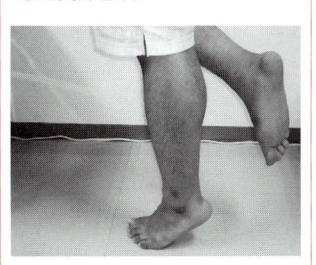

「しっかり踵を挙げたつま先立ちを10回繰り返しなさい」

主動作筋
（腓腹筋，ヒラメ筋）

臨床で考えよう

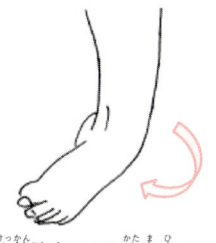

・脳血管障害による片麻痺では，下腿三頭筋，後脛骨筋の痙縮によって**内反尖足**（pes equinovarus）での拘縮を生じやすい．歩行の遊脚期において下肢の長さを調節するために，いわゆる**分廻し歩行**が認められる．
・バレーボールなど踏込み動作の多いスポーツにおいてアキレス腱断裂が生じやすい．

下腿の筋（屈筋）

ヒラメ筋　soleus muscle

右後面

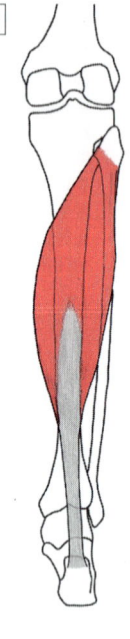

下腿後面の腓腹筋の下層に分布する筋で，腓腹筋と合一し下腿三頭筋を形成する．形状が舌ヒラメに似ていることからこの名称がつけられた．脛骨と腓骨の上部（ヒラメ筋腱弓）から始まり下行し踵骨腱となる．

起始	腓骨外側稜上部，脛骨内側縁，ヒラメ筋腱弓
停止	踵骨隆起
神経	脛骨神経（L4-S2）

機 能
足関節の底屈（屈曲）と内反

下肢の筋

【姿勢保持に関与する筋群】

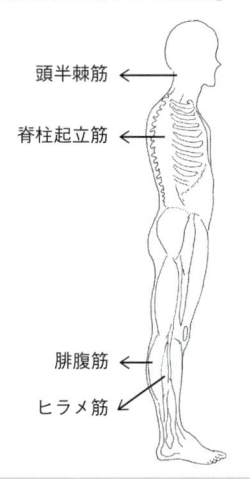

頭半棘筋
脊柱起立筋
腓腹筋
ヒラメ筋

立位は重力に抗して姿勢を保っている．身体の位置の適応において筋の緊張によって保持されている．この筋群を**抗重力筋**（antigravity muscle）という．また身体重心が通る線を**重心線**という．

身体重心は足関節より前方を通るために身体は前方へ倒れようとしている，これを保つために抗重力筋が活動している．特に，ヒラメ筋，脊柱起立筋，腓腹筋（内側頭），母趾外転筋　などが重要である．

ヒラメ筋は抗重力筋を代表する筋である

MMT（3・Fair レベル）

● 足関節底屈

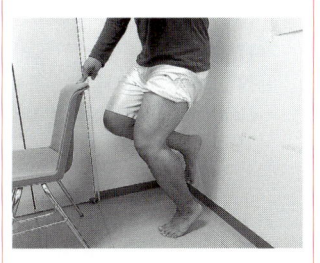

「膝を曲げたままでつま先立ちを10回繰り返しなさい」

主動作筋
（ヒラメ筋）

臨床で考えよう

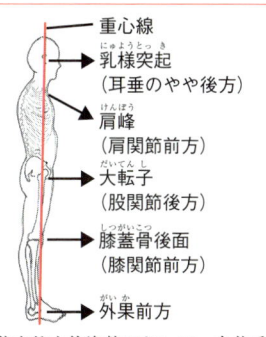

重心線
乳様突起（耳垂のやや後方）
肩峰（肩関節前方）
大転子（股関節後方）
膝蓋骨後面（膝関節前方）
外果前方

基本的立位姿勢において，身体重心は，成人男性では身長の約56％，女性は55％の位置にある．重心線（身体重心を通る垂直線）が上記の各指標にある場合，理想的なアライメント（配列）であるという．

133

下腿の筋（屈筋）

足底筋　plantaris muscle

膝窩筋　popliteus muscle

[右後面]

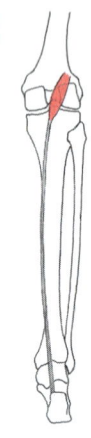

足底筋
下腿後面を大腿骨から足に向かい縦に走行するが，筋質は短く，ほとんどがきわめて細い腱である．

起始	膝関節包
停止	踵骨腱
神経	脛骨神経（L4-S1）

機 能
下腿三頭筋の補助

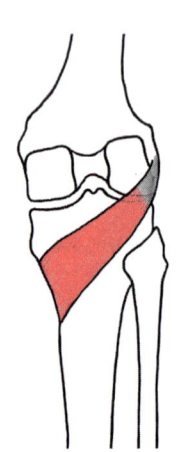

膝窩筋
膝窩部を大腿骨外側から脛骨に向かって斜めに走行する短い筋．

起始	大腿骨外側上顆後面，膝関節包
停止	脛骨上部後面
神経	脛骨神経（L4-S1）

機 能
膝関節の屈曲，内旋

下肢の筋

◆ TOPICS ◆
膝窩筋の役割とは

完全伸展位での膝関節のロッキングを終末伸展回旋 "screw-home" rotation という

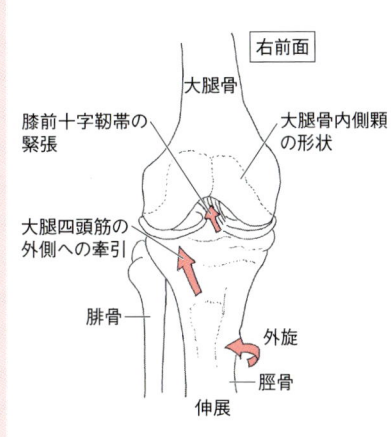

右前面

- 大腿骨
- 膝前十字靭帯の緊張
- 大腿骨内側顆の形状
- 大腿四頭筋の外側への牽引
- 腓骨
- 外旋
- 脛骨
- 伸展

観察するには？

端座位で膝関節90°にさせる
脛骨粗面と膝蓋骨尖との間に線を引く
膝を伸展させた後に同様に線を引くと

2番目の線が最初に引いた線より外側
つまり脛骨が外旋している

完全伸展した膝関節のロッキングを解除するには，内旋する必要がある

これに働くのが**膝窩筋**である

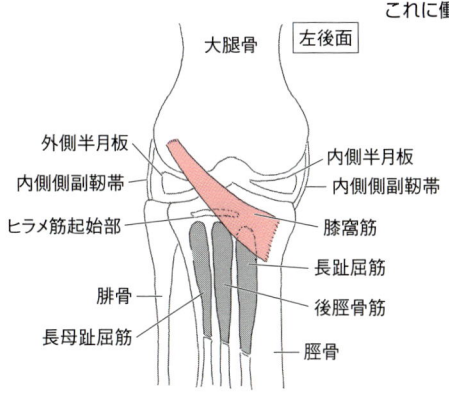

左後面

- 大腿骨
- 外側半月板
- 内側側副靭帯
- ヒラメ筋起始部
- 腓骨
- 長母趾屈筋
- 内側半月板
- 内側側副靭帯
- 膝窩筋
- 長趾屈筋
- 後脛骨筋
- 脛骨

下腿の筋（屈筋）

長母趾屈筋 flexor hallucis longus muscle

右後面

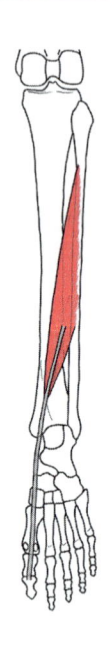

下腿後面の深部を縦に走行する筋で，停止腱は踵骨の内側を回り込み，足底に向かい長趾屈筋腱と交差する．この腱交差のため，母指を屈曲すると同時に他の指も屈曲する．

起始	腓骨後面
停止	母趾末節骨底
神経	脛骨神経 (L5-S2)

機　能

1) 母趾の底屈（屈曲）
2) 足関節の底屈（屈曲）
3) 足関節の軽度内反

下肢の筋

長趾屈筋 flexor digitorum longus muscle

右後面

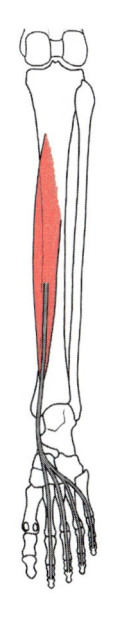

下腿後面内側を脛骨中部から縦に走行する筋で，停止腱は内果の後方を回り込み足底に達し，長母趾屈筋腱と交差し，4尖に分かれる．

起始	脛骨後面上部
停止	趾末節骨底
神経	脛骨神経（L5-S2）

機能

1) 第2-第5趾のDIP関節の底屈（屈曲）
2) 足関節の軽度内反

137

下腿の筋（屈筋・伸筋）

後脛骨筋 tibialis posterior muscle

右後面

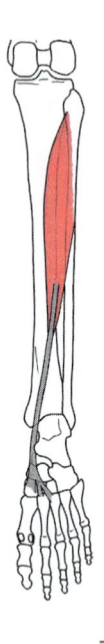

下腿後面深部にあり，脛骨および腓骨の上部から縦に走行する筋で，停止腱は内果を回って足底に分布する．

起始	脛骨後面外側，腓骨内側面，骨間膜
停止	舟状骨粗面，楔状骨，（第2-4中足骨）
神経	脛骨神経（L5-S2）

機能

1) 足関節の底屈（屈曲）および内反
2) 足底が固定されると下腿の後屈

138

下肢の筋

前脛骨筋　tibialis anterior muscle

右前面

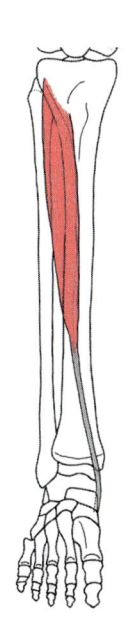

脛骨と腓骨の上端に始まり下腿前面，脛骨の外側を縦に走行する筋で，腱は脛骨前面を斜めに横断し，停止腱は足底に回り込む．

起始	脛骨粗面外側，下腿骨間膜上部
停止	内側楔状骨，第1中足骨底
神経	深腓骨神経（L4-S1）

機能
1) 足関節の背屈（伸展）および内反
2) 足底が固定されると下腿の前屈

139

下腿の筋（屈筋・伸筋）

【足部の内側の安定性】

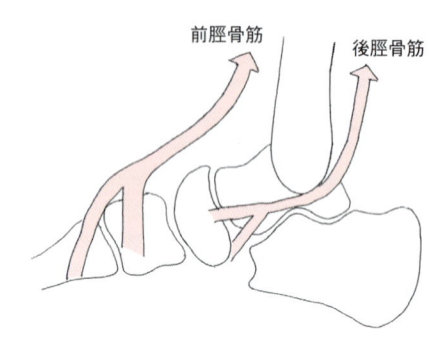

足の内がえし（inversion）とは、回外−内転−底屈の複合した運動である．

底背屈においては前脛骨筋は内果の前面，後脛骨筋は内果の後面を通るので，前脛骨筋は背屈，後脛骨筋は底屈と互いに拮抗作用である．

内がえし運動に伴う足部の内転運動は後脛骨筋のほうが強く，前脛骨筋は補助筋として作用する．内側縦アーチの形成に重要な筋群である．

前・後脛骨筋は，足部の内返しは共同，底背屈に関しては拮抗作用

MMT（3・Fair レベル）

● 足関節の背屈ならびに内がえし

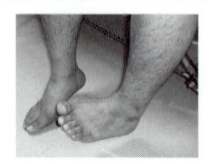

「あしを足背の方に曲げ，同時に内の方にかえしなさい」主動作筋（前脛骨筋）

● 足関節底屈ならびに内がえし

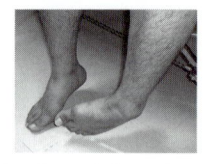

「あしを下方かつ内方にかえしなさい」
主動作筋（後脛骨筋）

臨床で考えよう

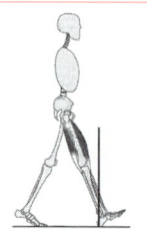

前脛骨筋は歩行周期の踵接地期（IC：イニシャルコンタクト）において活動する．床反力は足関節中心より後方を通るので底屈モーメントが発生する．この素早い底屈にブレーキを掛けるために前脛骨筋は遠心性の収縮をおこない，接地での衝撃緩和の役割をおこなう．この筋が麻痺をすると，パタンパタンと床に前足部をうちつけるフットスラップ（foot slap）が起こる．

下肢の筋

◆TOPICS◆
足の捻挫とは

スポーツ外傷での足関節靭帯損傷は発生頻度が高い
約7割が内反（内がえし）捻挫である

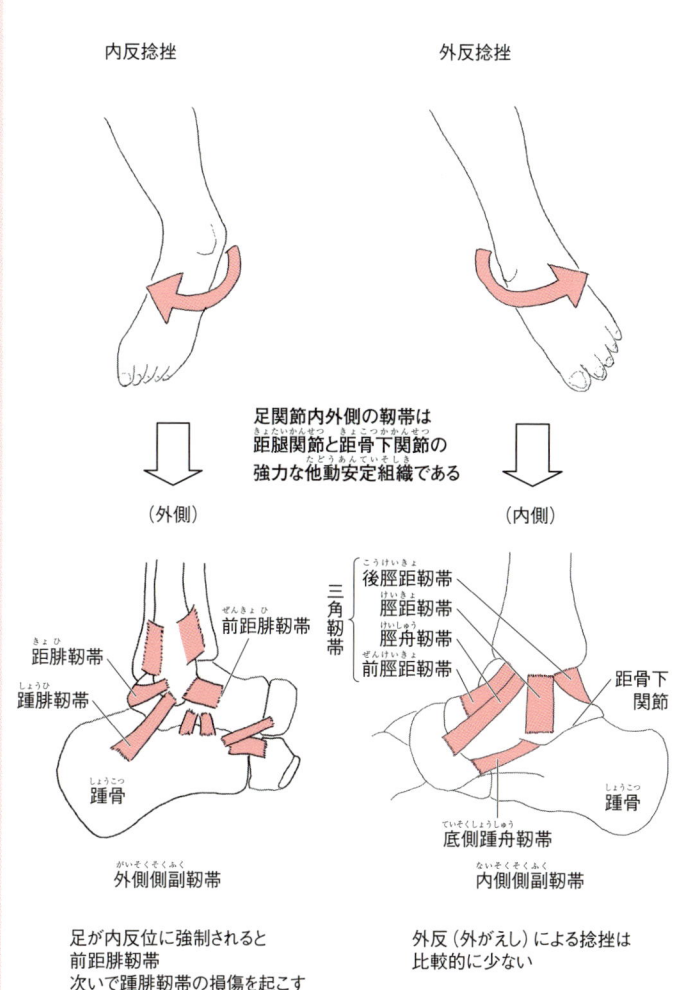

内反捻挫　　　　　　　　　外反捻挫

足関節内外側の靭帯は
距腿関節と距骨下関節の
強力な他動安定組織である

（外側）　　　　　　　　　（内側）

外側：
- 前距腓靭帯
- 距腓靭帯
- 踵腓靭帯
- 踵骨
- 外側側副靭帯

内側（三角靭帯）：
- 後脛距靭帯
- 脛距靭帯
- 脛舟靭帯
- 前脛距靭帯
- 距骨下関節
- 踵骨
- 底側踵舟靭帯
- 内側側副靭帯

足が内反位に強制されると
前距腓靭帯
次いで踵腓靭帯の損傷を起こす

外反（外がえし）による捻挫は
比較的に少ない

下腿の筋（伸筋）

長腓骨筋 peroneus longus muscle

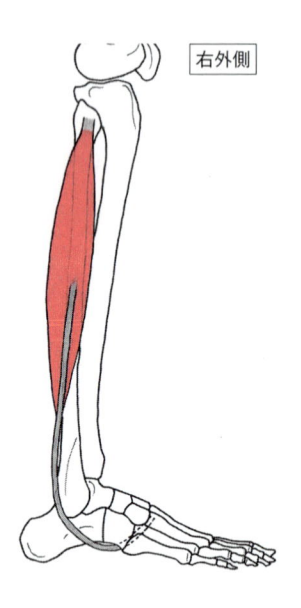

右外側

下腿の外側を腓骨頭から縦に走行し，停止腱は外果の後方を回り込み，踵骨の側方（腓骨筋滑車）を経由して足底を斜めに進み足底内側に達する．

起始	脛骨外側顆，腓骨頭，腓骨上部の外側縁
停止	内側楔状骨外側，第1中足骨底
神経	浅腓骨神経（L5-S1）

機能
1) 足関節の外反と底屈（屈曲）
2) 足底が固定されると下腿を後外側に屈曲

下肢の筋

短腓骨筋 peroneus brevis muscle

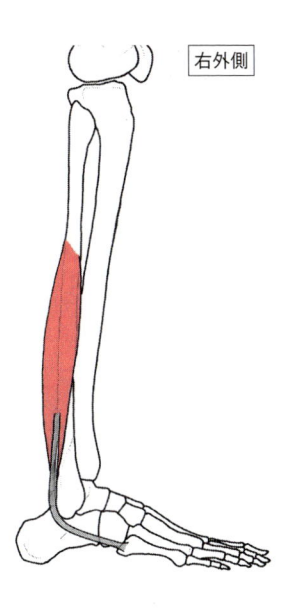

[右外側]

下腿後面外側の深層で長腓骨筋の下方を腓骨中部から縦に走行し，停止腱は外果の後方を回り足の外側に停止する．

起始	腓骨下部外側面
停止	第5中足骨底
神経	浅腓骨神経（L5-S1）

機能

1) 足関節の軽度外反と底屈（屈曲）
2) 足底が固定されると下腿を後屈

下腿の筋（伸筋）

【足部の外側の安定性】

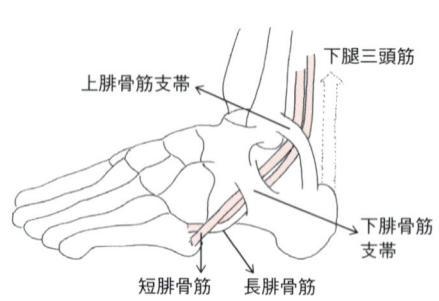

足の外がえし(eversion)とは，回内-外転-背屈の複合した運動である．

長・短腓骨筋は外果後側を通り足底にまわりこむので底屈と外がえし運動に関与する．前脛骨筋とは拮抗作用をもつ．
外側縦アーチの形成に重要である．
歩行の立脚中〜後期にかけて距骨下関節の回内に作用することで母趾球への荷重が効率的におこなわれる．

図中ラベル：上腓骨筋支帯，下腿三頭筋，下腓骨筋支帯，短腓骨筋，長腓骨筋

長・短腓骨筋は底屈での外がえしに作用する

MMT（3・Fair レベル）

● 足関節の底屈を伴う外がえし

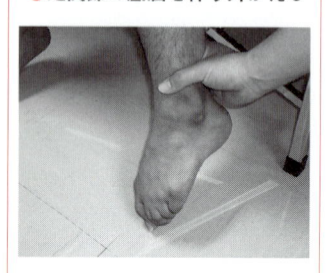

「あしを下方に曲げ，かつ外方にかえしなさい」

主動作筋
（長・短腓骨筋）

臨床で考えよう

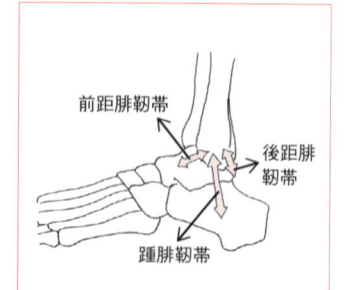

図中ラベル：前距腓靭帯，後距腓靭帯，踵腓靭帯

足関節では内反捻挫が多い．外側の靭帯損傷，特に前距腓靭帯，踵腓靭帯の損傷を引き起こす．また再度の捻挫を引き起こしやすい．

◆ TOPICS ◆

X脚

X脚は小児期や女性に多くみられる脚位である．女性の骨盤には性差があり横に広い．このため大腿骨大転子は男性より外側に突出するので，大腿骨は膝に向かって内傾し，下肢は軽く内旋する．

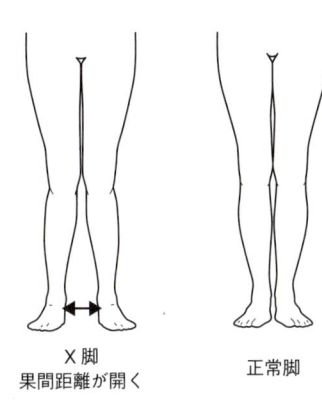

X脚
果間距離が開く

正常脚

これは日常生活の立位や座位に少なからず影響を与える．たとえば，駅のホームで下腿をクロスして電車を待っている女性をよくみかける．この立位は女性の多くには可能であるが，男性にはきわめて不安定な立位である．同様に椅子に腰かける時も女性は綺麗に脚を組むことができるが，男性は両膝の間に隙間ができる．さらに女性は正坐位から下腿を外側に開いて間に殿部を落とす「とんび座り」が可能であるが，男性には無理がある．逆に「胡座（あぐら）」は男性では比較的容易であるが，女性にはややきつい座位である．

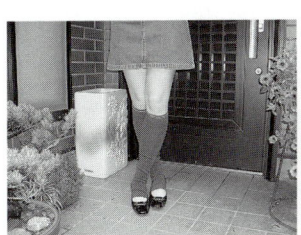

下腿をクロスしての脚位

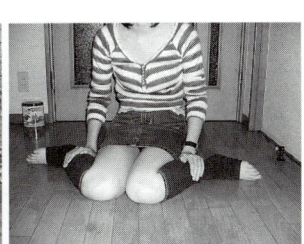

トンビ座り

下腿の筋（伸筋）

長趾伸筋 extensor digitorum longus muscle

第三腓骨筋 peroneus tertius muscle

[右前面]

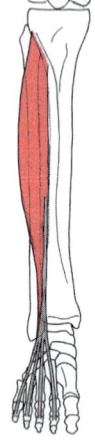

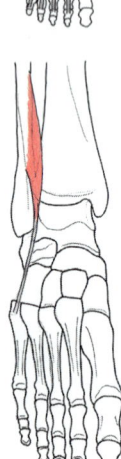

長趾伸筋
下腿上方の外側に始まり，下腿前面を前脛骨筋とともに下降するが，停止腱は4つに分かれて足趾に分布する．

起始	腓骨および脛骨の上端と下腿骨間膜
停止	第2-第5趾背腱膜および趾末節骨
神経	深腓骨神経（L4-S1）

機 能
1) 足趾の背屈（伸展）
2) 足関節の背屈（伸展）および軽度外反
3) 足底が固定されると下腿の前屈

第三腓骨筋
長趾伸筋から分離，独立した筋で，欠如することもある．腓骨の下方内側から縦に走行し，第5趾に達する短い筋．

起始	腓骨下部
停止	第5中足骨背面底
神経	深腓骨神経（L4-S1）

機 能
足関節の背屈（伸展）と軽度外反

下肢の筋

【下腿筋の共同,拮抗作用の位置関係】

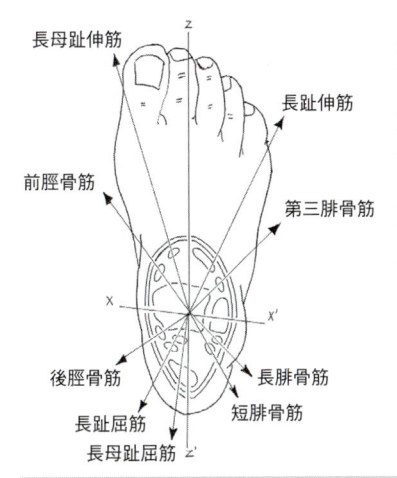

長母趾伸筋
長趾伸筋
前脛骨筋
第三腓骨筋
後脛骨筋
長腓骨筋
長趾屈筋
短腓骨筋
長母趾屈筋

長趾伸筋,第三腓骨筋は背屈,外がえしに作用する.

距骨上面の高さで横断すると,下腿筋腱の位置関係がわかる.水平—前額軸(X-X'),水平—矢状軸(Z-Z')とすると,前脛骨筋,長母趾伸筋(背屈,内がえし),長腓骨筋,短腓骨筋(底屈,外がえし),後脛骨筋,長趾屈筋,長母趾屈筋(底屈,内がえし)となり,相互の共同,**拮抗作用の関係が明らかになる.**

長趾伸筋,第三腓骨筋は後脛骨筋,長趾屈筋に拮抗的に働く

MMT(3・Fairレベル)

●第2~5趾の中足趾節(MP)関節と趾節(IP)関節伸展

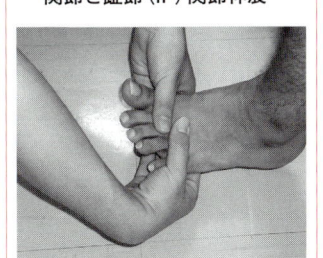

片方の手の指を足底に当て,母指を背側にまわして中足骨列を固定する

「ゆびを伸ばして保ちなさい」
主動作筋
(長趾伸筋,短趾伸筋)

臨床で考えよう

・足関節背屈において前脛骨筋よりも足趾伸筋が優位に働く場合,中足趾節(MP)関節が伸展位になり易く屈曲制限を生じることがある.虫様筋や骨間筋の機能低下にも関与している.
・下腿は筋膜によって4つの区画(コンパートメント)に分けられる.特に前脛骨筋,長母趾伸筋,長趾伸筋,第三腓骨筋によって構成される前側区画では,スポーツなどによりそれらの筋群が酷使されたり,使いすぎによる筋膜の炎症によって区画内圧が上昇し,筋肉,血管,神経に阻血性障害を生じることがある.これを一般的に**コンパートメント障害(前脛骨区画症候群)**という.

下腿の筋（伸筋）

長母趾伸筋 extensor hallucis longus muscle

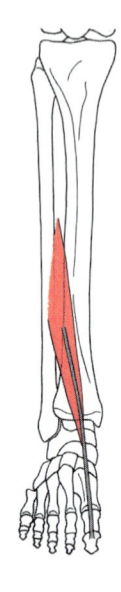

右前面

下腿前面の前脛骨筋の下層にあり，縦に走行し，母趾に至る筋．

起始	下腿骨間膜
停止	母趾趾背腱膜
神経	深腓骨神経(L4-S1)

機能

1) 母趾と足関節の背屈（伸展）
2) 趾関節が固定されると足関節の前屈

下肢の筋

【脛骨前方の筋群】

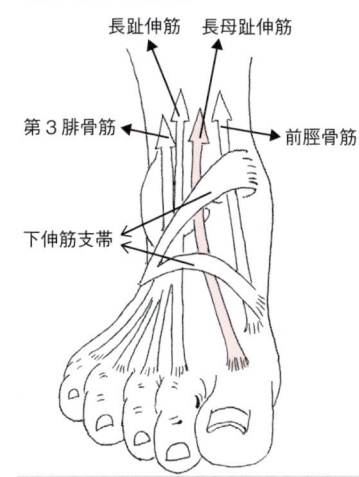

長趾伸筋
長母趾伸筋
第3腓骨筋
前脛骨筋
下伸筋支帯

下腿の前部を占める筋腱は，足関節背側を超え滑膜をもつ上下の伸筋支帯によって保持されている．支帯はいわゆるバンドの役割をしている．

長母趾伸筋は母趾の伸筋であり，足の背屈にも作用する．

脛骨前方の筋群は背屈筋である

MMT（3・Fairレベル）

●母趾の中足趾節（MP）関節と趾節関節伸展

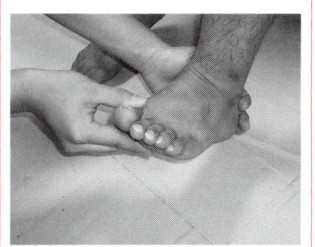

親指を母趾の基節底にあてがい，中足骨を固定

「足の親ゆびを伸ばしてそのまま保ちなさい」

主動作筋
（長母趾伸筋）

臨床で考えよう

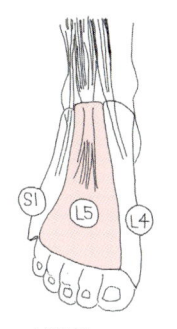

S1　L5　L4

第5腰椎神経根（L4-5）がヘルニアにおかされると，母趾外側からⅣ趾にいたる領域に知覚鈍麻を生じる．その場合，長母趾伸筋の筋力低下により母趾の伸展力低下を生じる．

足の固有筋

短趾伸筋 extensor digitorum brevis muscle

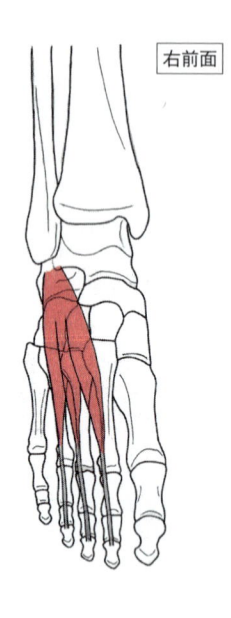

[右前面]

足背において踵骨から趾に向けて走行し，停止腱は3尖に分かれ趾に至る．

起始	踵骨背面
停止	第2-第4趾趾背腱膜
神経	深腓骨神経(L4-S1)

機能

第2-第4趾の背屈(伸展)

下肢の筋

短母趾伸筋 (たんぼししんきん) extensor hallucis brevis muscle

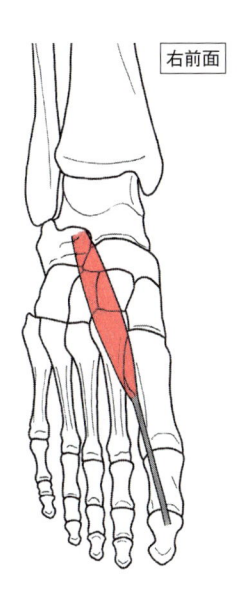

右前面

足背において踵骨から母趾に向けて走行し，停止腱は長母趾伸筋腱と合流する．

起始	踵骨前部の背面
停止	母趾趾背腱膜
神経	深腓骨神経（L4-S1）

10 足の固有筋

機能

母趾の背屈（伸展）

足の固有筋

短母趾屈筋 flexor hallucis brevis muscle

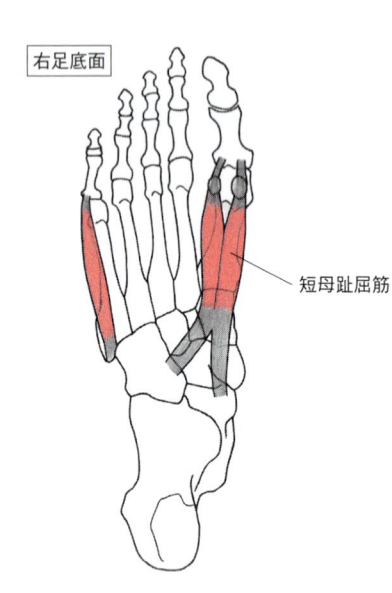

右足底面

（図右）
足底において踵骨から趾に向けて走行し，停止腱は2尖に分かれて母趾中足骨の種子骨を経て基節骨に達する．

短母趾屈筋

起始	内側および中間楔形骨
停止	母趾基節骨底
神経	内側足底神経（S1-S2）

機能
母趾の底屈（屈曲）

下肢の筋

【母趾筋を構成する筋群】

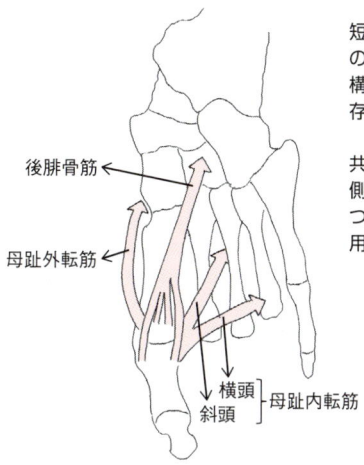

後脛骨筋
母趾外転筋
横頭
斜頭
母趾内転筋

短母趾屈筋，母趾外転筋，母趾内転筋の3筋は足の内在筋として母趾筋を構成する．手とは異なり母趾対立筋は存在しない．

共同筋として母趾の屈曲に作用し，内側縦アーチを形成する．
つま先立ちや蹴りだしの動作の時に作用する．

母趾筋群は内側縦アーチに関与する

MMT（3・Fairレベル）

● 母趾中足趾節（MP）関節屈曲

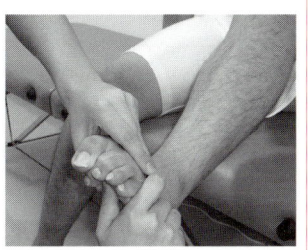

足関節は中立位で示趾は母趾基節の下に当てる

「親ゆびを曲げて保ちなさい」

主動作筋
（短趾屈筋，虫様筋）

臨床で考えよう

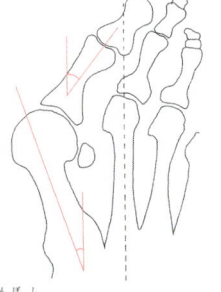

外反母趾(hallus valgus)は母趾の進行性の外側偏位である．第1中足指節関節での変形であるが，中足骨の内反により横アーチが低下し開張足となる．また第1中足骨頭が突出し履物にあたりバニオン（母趾球滑膜包腫脹）として炎症や疼痛を引き起こす．

10 足の固有筋

足の固有筋

母趾内転筋　adductor hallucis muscle

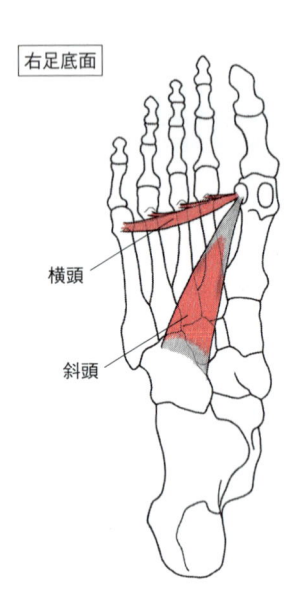

右足底面

足底の中央深部にあり，横頭と斜頭に区分される．

横頭
斜頭

起始	第3-第5中足骨頭（横頭） 立方骨，外側楔形骨，第2-第5中足骨底（斜頭）
停止	第1中足骨の外側種子骨
神経	外側足底神経（L4-S2）

機能

母趾の内転，軽度底屈（屈曲）

下肢の筋

【横アーチを構成する筋群】

→ 母趾内転筋

→ 長腓骨筋

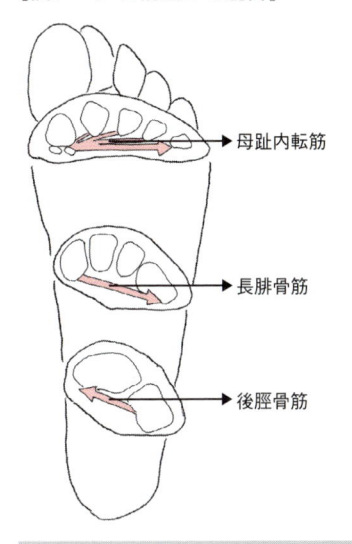

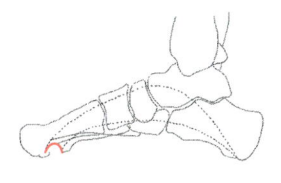

→ 後脛骨筋

母趾筋である母趾内転筋は足の横アーチを形成する．
横アーチは内側縦アーチと外側縦アーチとの間にできるもので，部位によって構成する要素が異なっている．中足骨頭のレベルの横アーチの頂点は第2中足骨頭である．

横アーチを構成する筋群は部位によって異なる

臨床で考えよう

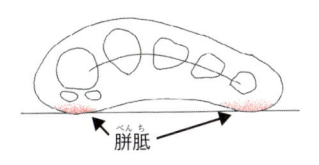

胼胝

- 3つのアーチ形成によって足底にかかる体重は分散され床に伝達される．安静立位では体重の50％ずつ両足の距骨に負荷され，距骨はこれを3つの部位で分配している．踵骨25％，母趾球と小趾球に25％である．
- 第1中足骨頭から各中足骨頭を結ぶアーチを構成する母趾内転筋横頭は，比較的弱く簡単に損傷されやすい．損傷されるとアーチは平坦になり前扁平足となり中足骨頭に胼胝（まめ・たこ）が形成される．

足の固有筋

母趾外転筋 abductor hallucis muscle

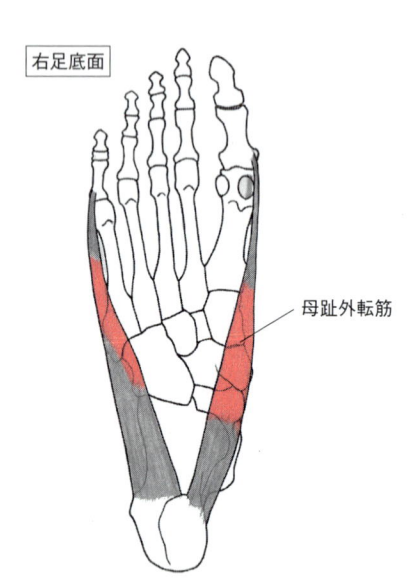

右足底面

（図右）
足底において内側縁を踵骨から趾骨に向かい縦に走行する筋．

母趾外転筋

起始	踵骨隆起内側，足底腱膜，舟状骨粗面
停止	第1中足骨頭の種子骨，母趾基節骨底
神経	内側足底神経（L5-S1）

機能

母趾の外転と軽度底屈（屈曲）

下肢の筋

短小趾屈筋 flexor digiti minimi brevis muscle

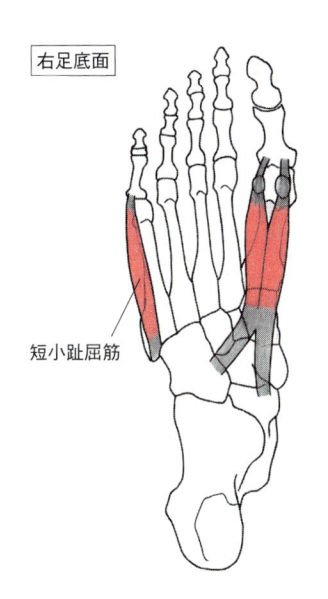

右足底面

短小趾屈筋

(図左)
足小趾側を中足骨に沿って縦に走行する小さな筋.

起始	第5中足骨底
停止	小趾基節骨底
神経	外側足底神経（S1-S2）

10 足の固有筋

機 能
小趾の底屈（屈曲）

足の固有筋

小趾外転筋 abductor digiti minimi muscle

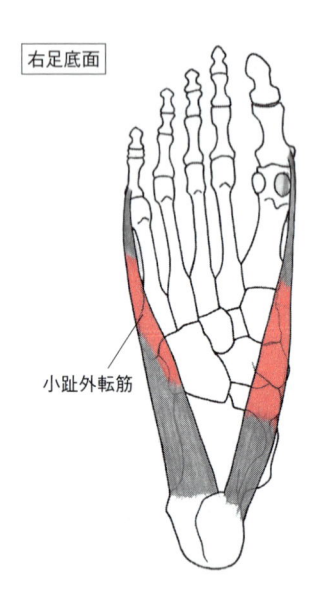

右足底面

小趾外転筋

（図左）
足底において外側縁を踵骨から趾骨に向かい縦に走行する筋.

起始	踵骨隆起外側
停止	小趾基節骨底
神経	外側足底神経 (S1-S2)

機能

小趾の外転, 底屈（屈曲）

下肢の筋

【外側縦アーチを構成する筋群】

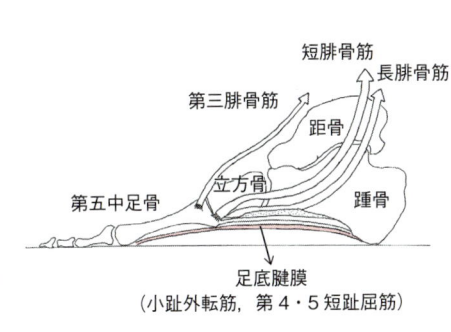

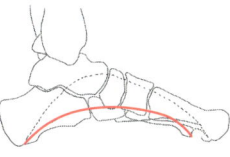

短腓骨筋
長腓骨筋
第三腓骨筋
距骨
立方骨
第五中足骨
踵骨
足底腱膜
(小趾外転筋, 第4・5短趾屈筋)

小趾外転筋, 短小趾屈筋, 小趾対立筋は足の内在筋(ないざいきん)として小趾筋群を構成し, 外側縦アーチを形成する.
外側縦アーチはバランス, 安定性に関与している. かなめ(key stone)となる部位は踵立方関節(しょうりつぽう)である. 皮膚を含めた軟部組織で地面に接地している.
下腿三頭筋での推進力を伝達しやすいように堅固な構造をしている.

小趾筋群は外側縦アーチに関与する

臨床で考えよう

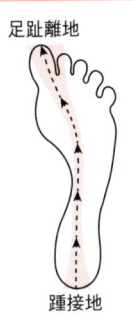

足趾離地
踵接地
足底面における圧中心の軌跡

- 歩行時には踵(かかと)から着地して, 次いで足の外側縁が接地したのち, 最後に踵が離床して体重は中足骨頭とつま先で支えられる.
- 外側縦アーチのかなめ(key stone)は, 踵骨の前方突起である. 高いところから飛び降りたとき, つまり距骨を通してアーチに垂直な力が加わると, 長足底靱帯により衝撃に対抗する. 衝撃が強いとかなめ石である前方突起部分で骨折を生じる.

足の固有筋

短趾屈筋 （たんしくっきん） flexor digitorum brevis muscle

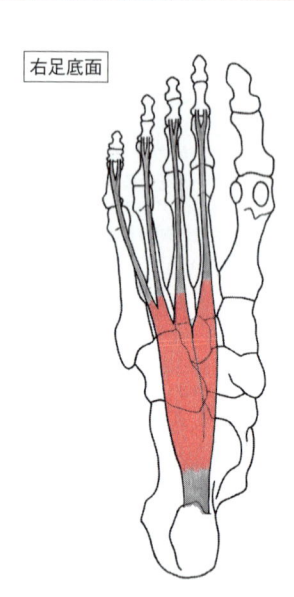

右足底面

足底の浅層（足底腱膜の直下）を踵骨から趾骨に向けて縦に走る筋で，停止腱は4尖に分かれて第2-第5趾に付着する．

起始	踵骨隆起，足底腱膜
停止	第2-第5趾中節骨底
神経	内側足底神経（L5-S1）

機能

第2-第5趾のMP関節およびPIP関節の底屈（屈曲）

下肢の筋

【内側縦アーチを構成する筋群】

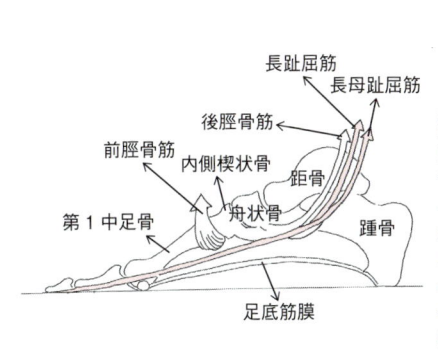

図：長趾屈筋、長母趾屈筋、後脛骨筋、前脛骨筋、内側楔状骨、距骨、第1中足骨、舟状骨、踵骨、足底筋膜

足底弓蓋（足部のアーチ）とは関節，靱帯，筋など足部のすべての要素が一緒になって一つのシステムとして構築されたものである．弯曲の変化と柔軟性によって，不整地への適合をおこない，体重や身体の移動によって生じた力を緩衝させる作用をもつ．かなめ（key stone）は舟状骨である．

内側アーチは体重の衝撃緩衝の役割をもつ

MMT（3・Fair レベル）

● 母趾と足趾の遠位趾節間（DIP）関節と近位趾節間（PIP）関節屈曲

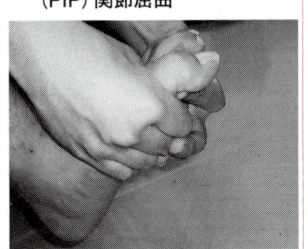

片方の手の指を足背に当て，近位あるいは遠位趾節の下面に当てて固定する．

「ゆびを曲げて保ちなさい」

主動作筋
（長母趾屈筋，長趾屈筋，短趾屈筋）

臨床で考えよう

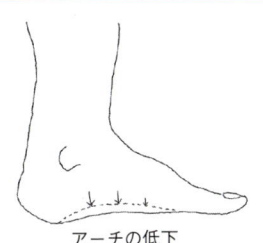

アーチの低下

後脛骨筋，足底筋の筋力低下や足底靱帯の緊張の低下によって内側縦アーチの低下が起こる．これを扁平足（pes planus）という．アーチの低下は衝撃が直接下腿に伝わるので，立位や歩行時に疲れやすいといわれる．
正常な内側縦アーチでは内果下端と第1中足趾節関節を結ぶ線（Feissファイス）上に舟状骨結節がある．

足の固有筋

足底方形筋 quadratus plantae muscle

虫様筋 lumbrical muscle

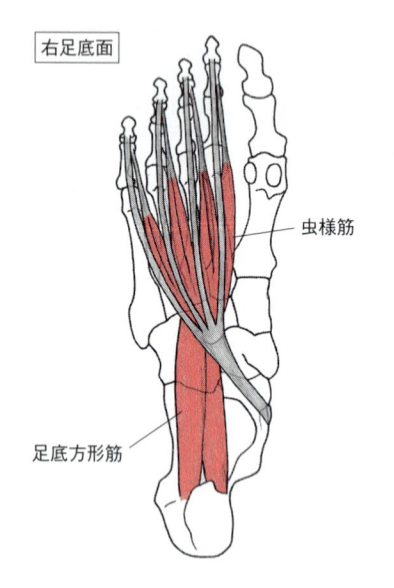

[右足底面]

足底方形筋
足底の後部深層を踵骨から中央に向けて縦に走行する方形の筋.

起始	踵骨内側面および下面
停止	長趾屈筋腱
神経	外側足底神経（S1-S2）

機能
長趾屈筋の補助

虫様筋
足底の深部で中足骨に沿って縦に走行する筋.

起始	長趾屈筋腱
停止	第2-第5趾基節骨内側縁
神経	内側足底神経，外側足底神経（L5-S2）

機能
MP関節の底屈（屈曲），IP関節の背屈（伸展）

下肢の筋

【縦アーチにおける足底腱膜のメカニズム】

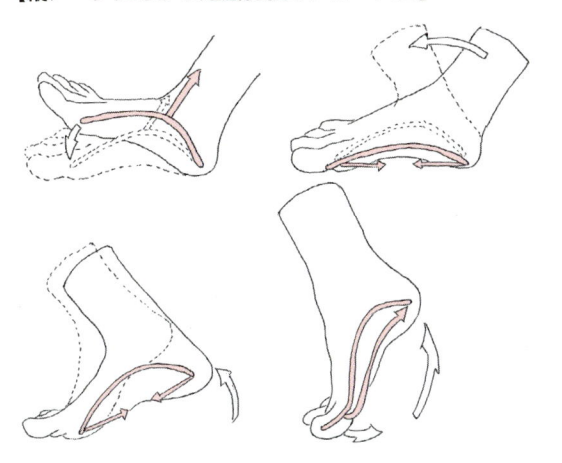

> 足底腱膜は荷重によるエネルギー蓄積と放出に関与することで歩行の効率に寄与している

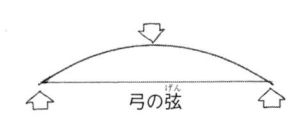

足底方形筋や母趾外転筋，小趾外転筋，短趾屈筋は足底腱膜に付着する．
足底腱膜は表層において踵骨隆起から中節骨に至り，厚い腱性の縦アーチを形成する．体重は縦アーチの距骨にかかる．踵と中足骨頭へ負荷する．これは，弓と弦のメカニズムと同じである．体重がかかることで衝撃の緩衝（弓が下がる）とともにエネルギーが蓄積され，踵が離れることでエネルギーが復元され推進力となる．

弓の弦

臨床で考えよう

足底腱膜炎（Painful heel syndrome）は，踵に痛みを伴う病態として最も頻度の多い病因である．足底の踵骨付着部の痛みが認められる．原因は足底筋膜が歩行やランニングなどにより常に伸び縮みを強いられ，過度な伸張刺激によって疲労性により微小な組織損傷が起こる，また踵骨付着部への直接荷重による組織損傷とされている．腱膜へのストレスが増大する要因として，下腿三頭筋の疲労による柔軟性低下や靴の影響があげられる．

足の固有筋

骨間筋 interossei muscle

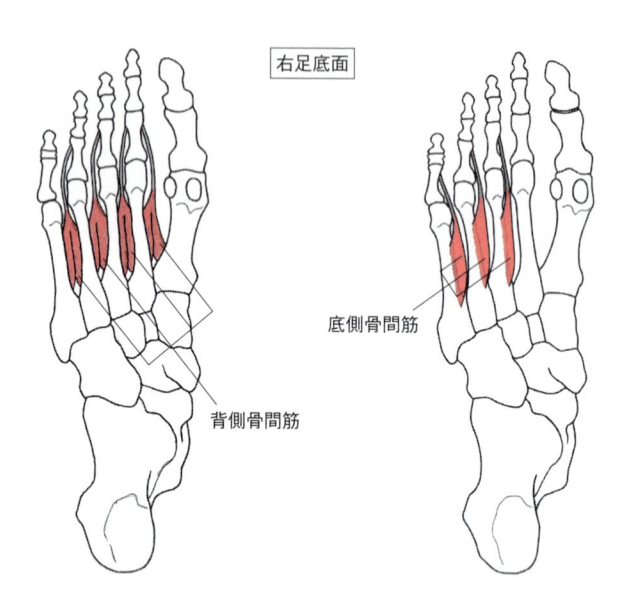

右足底面

底側骨間筋

背側骨間筋

足の深部の中足骨間に存在し，3個の底側骨間筋と4個の背側骨間筋に区分される．中足骨間を縦に走行し，停止腱は趾骨基節骨に至る．

起始	中足骨側面（背側：第1-5趾，底側：第3-5趾）
停止	第2-第4趾基節骨（背側骨間筋） 第3-第5趾基節骨（底側骨間筋）
神経	外側足底神経（S1-S2），一部内側足底神経

機 能

1) MP関節の底屈（屈曲），IP関節の背屈（伸展）
2) 底側は足趾の内転
3) 背側は足趾の外転

下肢の筋

【中足筋を構成する筋群】

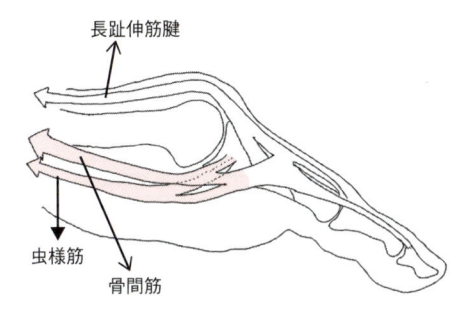

長趾伸筋腱
虫様筋
骨間筋

骨間筋と虫様筋，足底方形筋，短趾屈筋は，足の内在筋の中で中足筋といわれる．
骨間筋と虫様筋は手のように基節骨の屈筋であり，中節骨と末節骨の伸筋でもある．基節骨を屈曲しながら趾の伸筋群への強固な支持点を提供している．

骨間筋，虫様筋は趾の安定化に関与する

10 足の固有筋

MMT（3・Fair レベル）

● 足趾の中足趾節関節屈曲

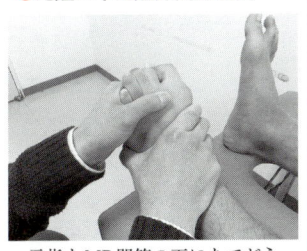

示指を MP 関節の下にあてがう

「私の指の上であなたの足のゆびを曲げなさい」

主動作筋
（虫様筋，短母趾屈筋）

臨床で考えよう

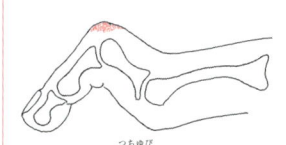

ハンマー槌趾（hammer toe）

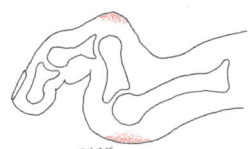

かぎ爪趾（claw toe）

骨間筋，虫様筋，短趾屈筋が筋力低下し，長趾伸筋が優位になると中足趾節関節の屈曲制限を生じる．

165

◆ TOPICS ◆

膝関節の生理的外反の意味とは

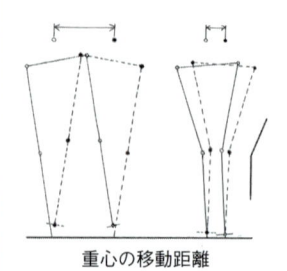

立位時の膝関節は

生理的外反(せいりてきがいはん)になっている
　大腿骨と脛骨の解剖学的軸は，
　外側　170～175°の角度をなす

これは歩行時の省エネに役立っている
　歩行は左右の足への重心移動の連続である

生理的外反があることで，
　重心の移動距離を少なくしている

しかし，体幹を片脚で支えるとなると
　膝内側に大きな負荷がかかる

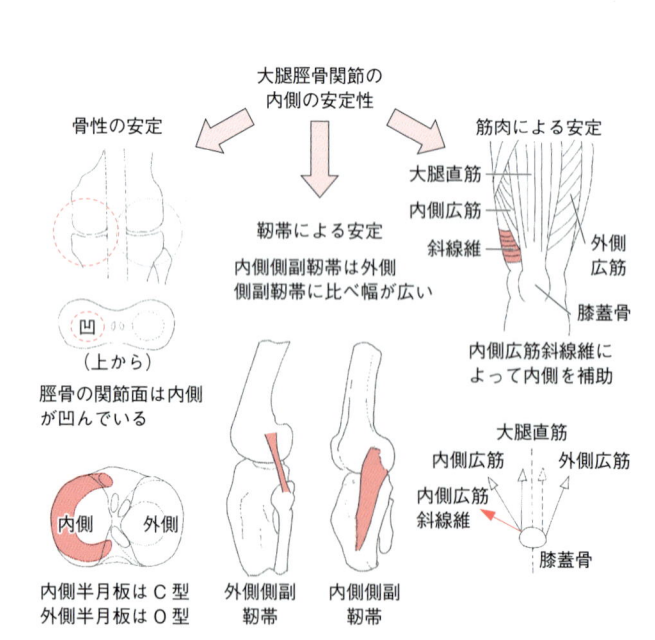

重心の移動距離

大腿脛骨関節の内側の安定性

骨性の安定

脛骨の関節面は内側が凹んでいる
（上から）

内側半月板はＣ型
外側半月板はＯ型
内側／外側

靭帯による安定

内側側副靭帯は外側側副靭帯に比べ幅が広い

外側側副靭帯
内側側副靭帯

筋肉による安定

大腿直筋
内側広筋
斜線維
外側広筋
膝蓋骨

内側広筋斜線維によって内側を補助

大腿直筋
内側広筋　外側広筋
内側広筋斜線維
膝蓋骨

下肢の筋

◆ TOPICS ◆
大腿骨頸部の役割とは

股関節は骨盤と下肢を連結する関節である
肩関節と同様に球関節である
体重を支えるため，関節窩が深い 臼状関節という

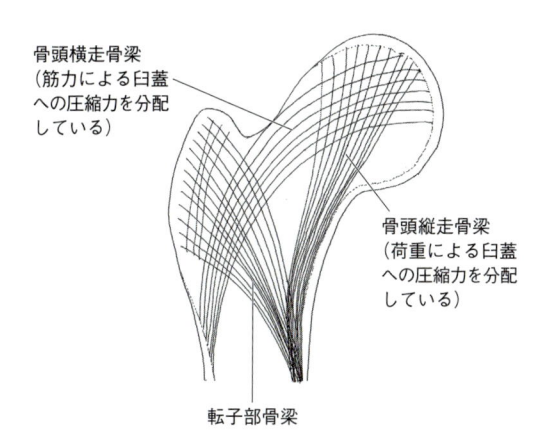

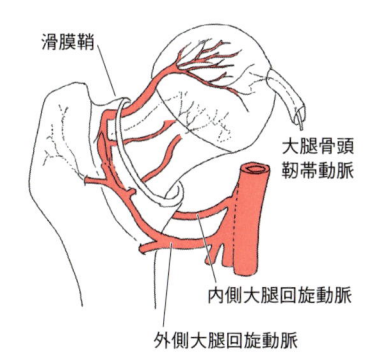

骨頭横走骨梁
（筋力による臼蓋
への圧縮力を分配
している）

骨頭縦走骨梁
（荷重による臼蓋
への圧縮力を分配
している）

転子部骨梁

滑膜鞘

大腿骨頭靭帯動脈

内側大腿回旋動脈

外側大腿回旋動脈

荷重部の栄養は
大腿深動脈から分かれた
内側大腿回旋動脈による
大腿骨頭靭帯動脈からの
供給は 20～30 歳で途絶える

股関節の外傷，感染症により
大腿骨頭壊死の危険性が高い

◆TOPICS◆ 下肢筋の支配神経と髄節

		L1	L2	L3	L4	L5	S1	S2	S3
下肢帯の筋	腸腰筋		大腿神経						
	大殿筋						下殿神経		
	中殿筋					上殿神経			
	小殿筋					上殿神経			
	大腿筋膜張筋					上殿神経			
	梨状筋						仙骨神経叢の筋枝		
	内閉鎖筋						仙骨神経叢の筋枝		
	双子筋					坐骨神経の筋枝			
	大腿方形筋					坐骨神経の筋枝			
	外閉鎖筋				閉鎖神経				
大腿の筋	大内転筋		閉鎖神経（一部坐骨神経）						
	恥骨筋		大腿神経（一部閉鎖神経）						
	薄筋		閉鎖神経						
	長内転筋		閉鎖神経						
	短内転筋		閉鎖神経						
	大腿四頭筋			大腿神経					
	縫工筋		大腿神経						
	大腿二頭筋長頭						脛骨神経		
	大腿二頭筋短頭					腓骨神経			
	半腱様筋					脛骨神経			
	半膜様筋					脛骨神経			
下腿の筋	下腿三頭筋						脛骨神経		
	足底筋					脛骨神経			
	膝窩筋					腓骨神経			
	長母趾屈筋						脛骨神経		
	長趾屈筋						脛骨神経		
	後脛骨筋					脛骨神経			
	前脛骨筋				深腓骨神経				
	長腓骨筋					浅腓骨神経			
	短腓骨筋					浅腓骨神経			
	長趾伸筋				深腓骨神経				
	第三腓骨筋				深腓骨神経				
	長母趾伸筋				深腓骨神経				
足の固有筋	短趾伸筋					深腓骨神経			
	短母趾伸筋					深腓骨神経			
	短母趾屈筋						内側足底神経		
	母趾内転筋					外側足底神経			
	母趾外転筋					内側足底神経			
	短小趾屈筋						外側足底神経		
	小趾外転筋						外側足底神経		
	短趾屈筋					内側足底神経			
	足底方形筋						外側足底神経		
	虫様筋					内・外側足底神経			
	骨間筋						外側足底神経		

◆TOPICS◆ 下肢筋の関節運動

凡例:
- 主: ピンク
- 補助: グレー

		股関節 屈曲	股関節 伸展	股関節 外転	股関節 内転	股関節 外旋	股関節 内旋	膝関節 屈曲	膝関節 伸展	膝関節 外旋	膝関節 内旋	足関節 背屈	足関節 底屈	足部 内がえし	足部 外がえし	足趾 伸展	足趾 屈曲
下肢帯の筋	腸腰筋	主				補											
	大殿筋		主	補	補	補											
	中殿筋	補	補	主			補										
	小殿筋	補		主			補										
	大腿筋膜張筋	補		補			補	補	主								
	梨状筋			補		主											
	内閉鎖筋					主											
	双子筋					主											
	大腿方形筋					主											
	外閉鎖筋					主											
大腿の筋	大内転筋	補	補		主												
	恥骨筋	補			主												
	薄筋	補			主			補									
	長内転筋	補			主												
	短内転筋	補			主												
	大腿四頭筋	直筋	直筋						主								
	縫工筋	主		補		補		補			補						
	大腿二頭筋長頭	補	補					主		主							
	大腿二頭筋短頭							主		主							
	半腱様筋		補					主			補						
	半膜様筋		補					主			補						
下腿の筋	腓腹筋							補					主				
	ヒラメ筋												主				
	足底筋							補					補				
	膝窩筋							補			補						
	長母趾屈筋												補	補			母
	長趾屈筋												補	補			主
	後脛骨筋												補	主			
	前脛骨筋											主		補			
	長腓骨筋												補		主		
	短腓骨筋												補		主		
	長趾伸筋											主			補	主	
	第三腓骨筋											補			主		
	長母趾伸筋											主		補		母	

体幹の筋

11. **胸部の筋**
    外肋間筋，内肋間筋　*172*
12. **腹部の筋**
    腹直筋，錐体筋　*176*
    外腹斜筋　*178*
    内腹斜筋　*180*
    腹横筋　*182*
    骨盤底筋　*184*
13. **背部・腰部の筋**
    腰方形筋　*186*
    上後鋸筋，下後鋸筋　*188*
    腸肋筋　*190*
    棘　筋　*191*
    最長筋　*192*
    半棘筋，多裂筋，回旋筋　*194*
14. **頭頸部の筋**
    大後頭直筋，小後頭直筋，上頭斜筋，下頭斜筋　*198*
    板状筋　*200*
    胸鎖乳突筋　*202*
    舌骨上筋　*204*
    舌骨下筋　*206*
    舌筋，口蓋筋　*210*
    咽頭収縮筋，咽頭挙筋　*212*
    喉頭筋　*213*
    斜角筋　*214*
    椎前筋　*216*
    表情筋　*218*
    側頭筋，咬筋　*222*
    翼突筋　*224*
    眼　筋　*226*

胸部の筋

外肋間筋 external intercostal muscle

内肋間筋 internal intercostal muscle

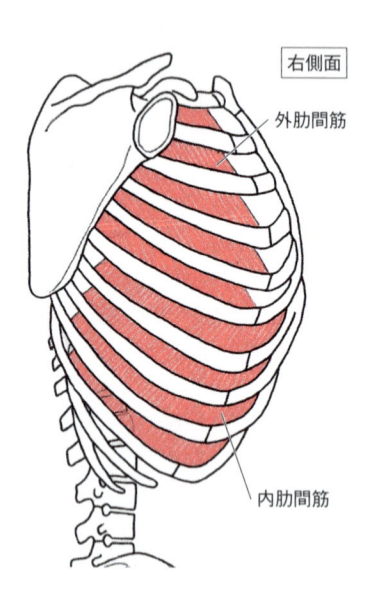

[右側面]

外肋間筋
胸部の深層の肋間に分布する筋で，その中で最も外層に存在する．肋間を後上方から前下方に向かって走行する．前胸部では欠如する．

起始	上位肋骨の下縁
停止	下位肋骨の上縁
神経	肋間神経（T1-T11）

機能
胸郭を斜め上方に挙上
（吸気筋）

内肋間筋
胸部の深層の肋間に分布する筋で，その中で第2層に存在する．肋間を前上方から後下方に向かって外肋間筋と直交するように走行する．後胸部では欠如する．

機能
胸郭を斜め下方に下制
（胸郭を縮小する―呼気筋）

起始	上位肋骨の下縁
停止	下位肋骨の上縁
神経	肋間神経（T1-T11）

体幹の筋

【胸郭の運動】

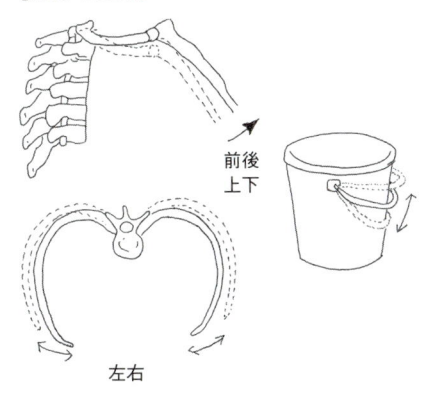

前後
上下

左右

吸気時に胸腔容積を拡大するために胸郭は，上下・前後・左右の方向に動く．下位肋骨の挙上で胸郭の横径が拡大することをバケツの柄運動という．

外肋間筋の収縮は肋骨を挙上し胸郭拡大することで吸気に作用する．内肋間筋の収縮は肋骨の引き下げに働くことで努力呼気に作用する．ただし内肋間筋前部線維は，その走行から吸気筋として働く．

内肋間筋は線維の走行により呼気筋また吸気筋として作用する

臨床で考えよう

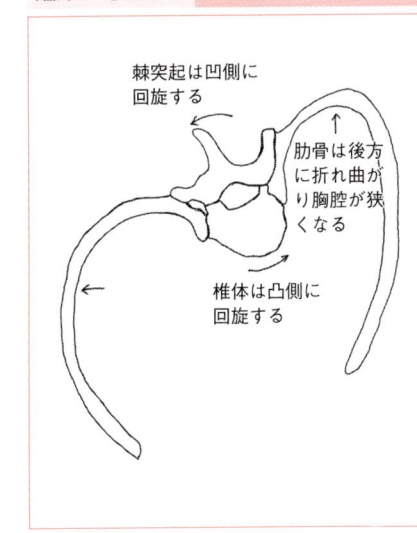

棘突起は凹側に回旋する

肋骨は後方に折れ曲がり胸腔が狭くなる

椎体は凸側に回旋する

・側弯症では肋骨頭関節，肋横突関節（この2つの関節で脊椎と連結している）の拘縮により，胸郭の変形が生じ（左図），胸郭のコンプライアンス（膨らみやすさ）の低下から肺活量が低下する．

・脊髄損傷患者（頸髄，上位胸髄節残存レベル）は肺活量，予備呼気量の低下が著しい．また強制呼息に作用する内肋間筋後部と腹筋群が麻痺しているため，咳が上手くできない．

胸部の筋

◆TOPICS◆
横隔膜【diaphragm】

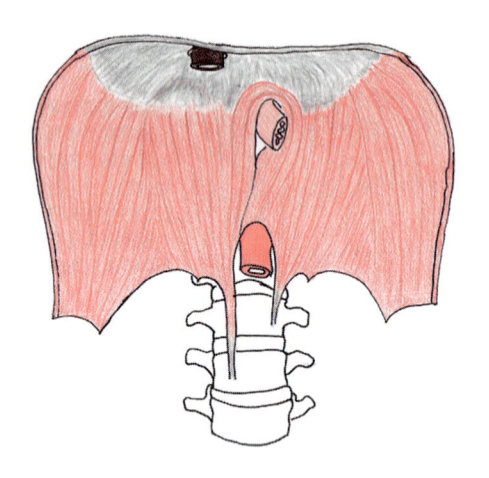

　横隔膜は胸腔と腹腔を境界するドーム状をした筋性の膜構造．中央は腱状の腱中心で，周囲は骨格筋で構成され腹壁に固定される．胸部から腹部へ連続する器官はこの膜を貫通することになり，**食道裂孔**，**大動脈裂孔**，**大静脈孔**の3つの孔が存在する．食道裂孔と大動脈裂孔は横隔膜を固定する脚の間隙に形成される．

　横隔膜は横隔神経（C4）によって支配され，収縮すると吸気，弛緩すると呼気となる呼吸筋である．

体幹の筋

【胸腔と腹腔の境となる膜状の筋】

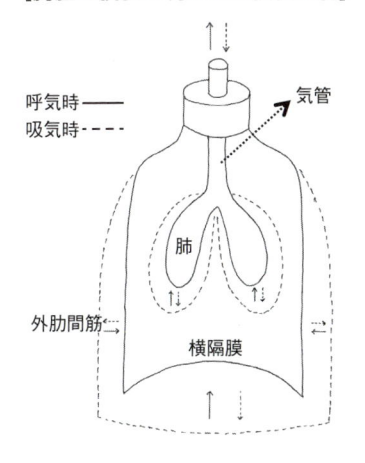

呼気時 ——
吸気時 ----

気管
肺
外肋間筋
横隔膜

横隔膜は呼吸(主に吸気)に関わる最も重要な筋である.

収縮により円蓋(ドーム)が下降し胸腔内圧が下がる.これにより外部から空気が流入する.

横隔膜は重要な吸気筋である

MMT(3・Fair レベル)

● 安静吸気運動

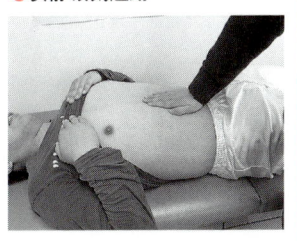

「できる限り深く息を吸い込みなさい」
(最大吸気運動範囲吸い込むところまで胸郭を動かせるが,徒手による抵抗には打ち勝てない)

主動作筋
(横隔膜,内・外肋間筋,肋骨挙筋,前・中・後斜角筋)

臨床で考えよう

・横隔膜は姿勢により腹部臓器の圧迫が影響することで形状が変化する.立位や座位の方が圧迫が少ないため収縮しやすい.

・脊髄損傷(第4頸髄節まで機能残存)では横隔膜の働きが不十分なので呼吸補助器が必要になる.また下位頸髄損傷の場合,腹筋群,内肋間筋などの麻痺のために横隔膜の仕事量は正常に比べて4倍以上になる.

11 胸部の筋

腹部の筋

腹直筋 rectus abdominis muscle

錐体筋 pyramidalis muscle

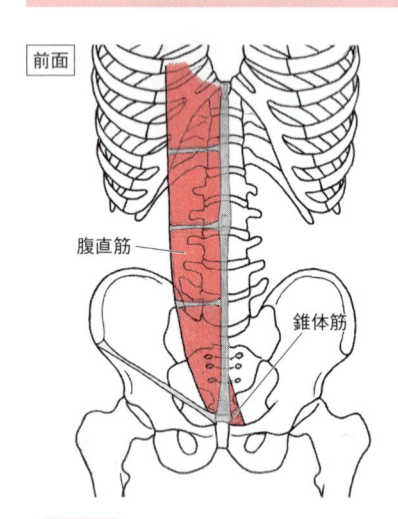

前面

腹直筋
錐体筋

腹直筋
腹部前面を縦に走行する帯状の筋で，強靭な腹直筋鞘におおわれる．中間腱（腱画）をもつ多腹筋で，鍛えると段状となる．いわゆる腹筋である．

起始	恥骨結合および恥骨結節
停止	肋軟骨下端，肋剣靭帯および剣状突起
神経	肋間神経 (T5-T12)

機能

1) 両側が収縮すると体幹の前屈
2) 一側が収縮すると同側に側屈
3) 腹圧をかける
4) 仰臥位での骨盤の挙上

錐体筋
腹部下縁にある円錐形をした小さな筋

起始	恥骨上縁
停止	腹直筋鞘白線
神経	肋下神経 (T12)

機能

腹直筋の補助

体幹の筋

【腹壁を構成する筋群（前腹筋）】

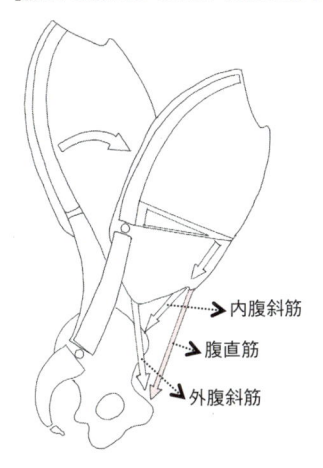

→内腹斜筋
→腹直筋
→外腹斜筋

腹直筋と錐体筋は，浅腹筋群のうち，前腹筋という．

体幹の屈曲に作用する腹直筋は真っすぐ締め付けるコルセットとして働く．それを内腹斜筋は下後方に，外腹斜筋は下前方へ締め付けるように腹直筋を補助している．
また腹直筋は恥骨結合に付着しているので，この筋が働くことで骨盤は後傾，また腰椎後弯に作用する．

体幹が固定されると，腹直筋は骨盤を後傾させ腰椎後弯に作用する

MMT（3・Fair レベル）

●体幹屈曲

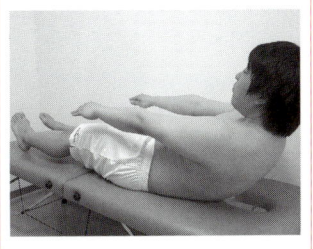

「頭と，肩，腕を持ち上げて台から離しなさい」
（肩甲骨の下角が台から離れるところまで体幹が前屈できるもの）

主動作筋
（腹直筋，内・外腹斜筋）

臨床で考えよう

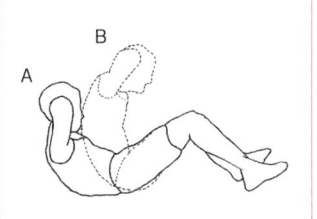

腹直筋の筋力増強にはいろいろな方法がある．一般的には股・膝屈曲位の状態で体幹を起こす（A）．これは主に腹直筋の収縮による．これ以上の起き上がり（B）になると腹直筋のほかに腸腰筋や大腿直筋の活動が増す．

12 腹部の筋

腹部の筋

外腹斜筋 (がいふくしゃきん) external abdominal oblique muscle

右側面

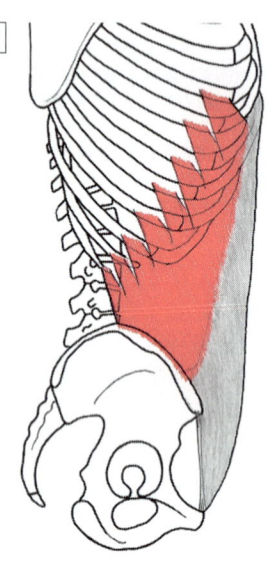

腹部側面後上方から前下方にかけて斜めに走行する板状の筋.

起始	第5-第12肋骨外側面
停止	腹直筋鞘外縁,鼡径靭帯,腸骨稜前部
神経	腸骨下腹神経(L1),肋間神経(T5-T12)

機能

1) 両側が収縮すると体幹の前屈
2) 一側が収縮すると反対側へ軽く回旋しながら前屈.または同側へ側屈
3) 両側が収縮すると腹直筋鞘を内上方へ引く(腹圧をかける)
4) 呼吸補助(呼気)

◆TOPICS◆
腹直筋鞘

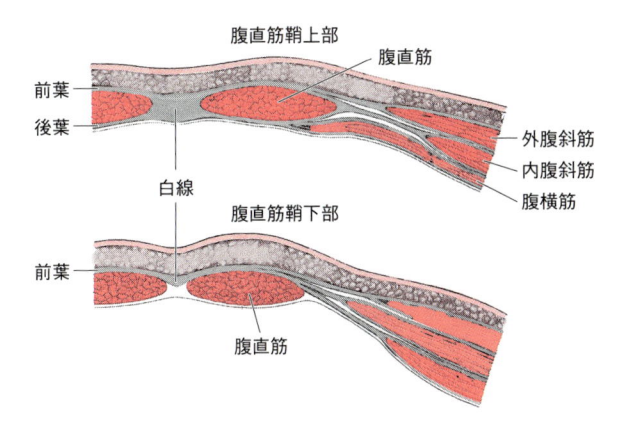

図中ラベル：
- 腹直筋鞘上部
- 腹直筋
- 前葉
- 後葉
- 外腹斜筋
- 内腹斜筋
- 腹横筋
- 白線
- 腹直筋鞘下部
- 前葉
- 腹直筋

腹部の前面にある大型の腱膜．側腹筋の腱膜により構成され，左右の腹直筋鞘は正中線で合一し白線を形成する．腹直筋鞘の上部は前葉と後葉に分かれ腹直筋をつつみこむが弓状線より下部では後葉は消失する．また，腹直筋鞘の下部は鼡径靭帯を形成する．この靭帯は下肢と境界をなす強靭な靭帯で，後部を鼡径管が通過する．鼡径管は体表と腹腔内を連絡する管状の構造で，その内部は男性では精索が，女性では子宮円索が通過する．

腹部の筋

内腹斜筋 internal abdominal oblique muscle

右側面

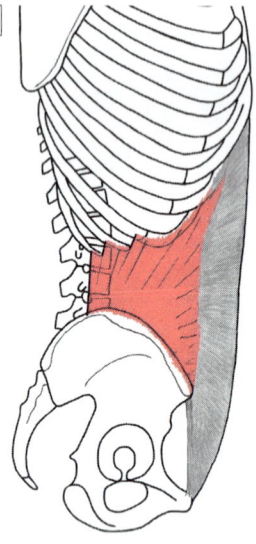

腹部の側面の第2層にあり，腸骨から肋骨へ向けて斜め上方に走行する．

起始	鼠径靭帯，腸骨稜，胸腰筋膜
停止	下位3肋骨の下縁，腹直筋鞘
神経	肋間神経（T8-T12），腸骨下腹神経，腸骨鼠径神経

機 能

1) 両側が収縮すると体幹の前屈
2) 一側が収縮すると同側の斜め下方へ回旋，または同側へ側屈
3) 呼吸補助（呼気）

体幹の筋

【腹壁を構成する筋群（側腹筋）】

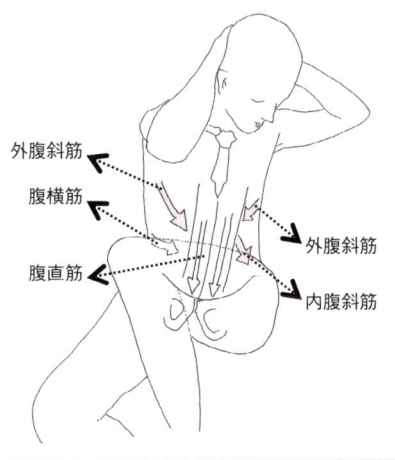

外・内腹斜筋と腹横筋は，浅腹筋群のうち側腹筋という．
外・内腹斜筋は体幹回旋の主動作筋である．

左図のように体幹を左に回旋すると，外腹斜筋は同側への側屈と反対側への回旋に作用する．
内腹斜筋は同側での側屈と回旋に作用する．
両側同時に働けば体幹の屈曲に作用する．

外腹斜筋
腹横筋
外腹斜筋
腹直筋
内腹斜筋

> 外・内腹斜筋は体幹回旋の主動作筋である

MMT（3・Fair レベル）

● 体幹回旋

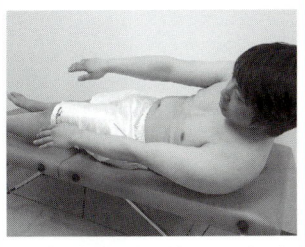

「右手を左膝の方へ持っていくように，頭と，肩，腕を持ち上げて台から離しなさい」
（右肩甲骨の下角が台から離れるところまで体幹が前屈できるもの）
左右実施する

主動作筋
（上図は右外腹斜筋，左内腹斜筋）

臨床で考えよう

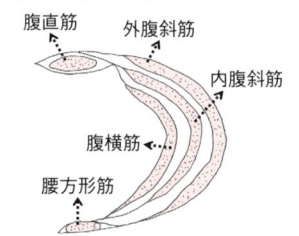

腹直筋
外腹斜筋
内腹斜筋
腹横筋
腰方形筋

体幹の屈曲筋として代表的なのは腹直筋であるが，両側の内外腹斜筋が同時に働けば強力な屈筋として作用する．さらに腹横筋は水平方向の緊張を高めることで腹直筋を補助する．背臥位からの起き上がり動作において，これらの腹部の筋群が作用する．また，横隔膜の収縮とともに腹圧の上昇に関与し，いきんだり，排便，排尿などに重要な役割を担っている．

腹部の筋

腹横筋 transversus abdominis muscle

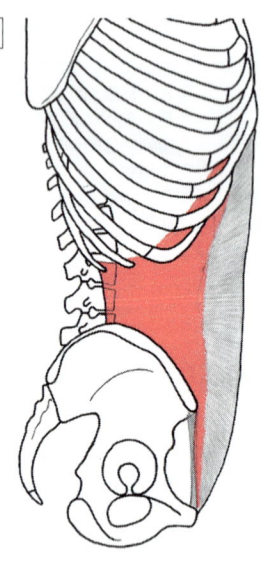

腹部側面の最下層を腸骨稜および下位肋骨から横に走行する筋.

右側面

起始	第6-第12肋軟骨下縁, 胸腰筋膜, 腸骨稜
停止	腹直筋鞘外側縁
神経	肋間神経(T7-T12), 腸骨鼠径神経(L1-L2), 腸骨下腹神経(L1)

機能

1) 両側が収縮すると腹直筋が引かれ腹圧上昇
2) 一側が収縮すると体幹を同側へ回旋
3) 呼吸補助(呼気)

◆ TOPICS ◆

腹筋と腹圧

腹部の運動は腹筋の組み合わせによって行われる．例えば，前屈では腹直筋がメインとなり，腹斜筋がこれを助ける．側屈では同側の外腹斜筋と内腹斜筋がメインとなり，同側の腹直筋がこれを助ける．回旋では一側の外腹斜筋と反対側の内腹斜筋が協同で作用する．そして，すべての腹筋が作用すると腹圧が上昇する．これは腹部自体の運動とはならないが，排尿，排便といった重要な生理機能に関わる運動となる．激しい腹圧の上昇は血圧上昇，ヘルニア（横隔，臍，鼠径，直腸，子宮ヘルニア）といった問題を起こすことがあるので要注意である．

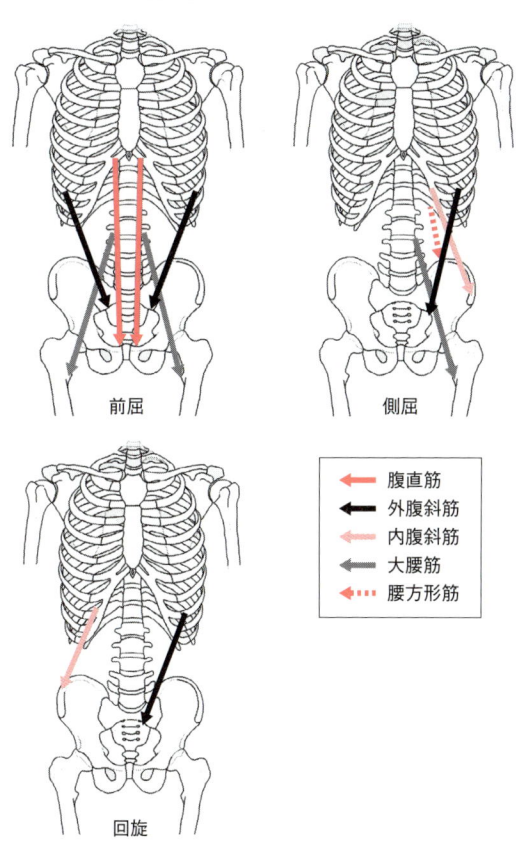

前屈

側屈

回旋

← 腹直筋
← 外腹斜筋
← 内腹斜筋
← 大腰筋
←-- 腰方形筋

腹部の筋

骨盤底筋 pelvic floor muscle

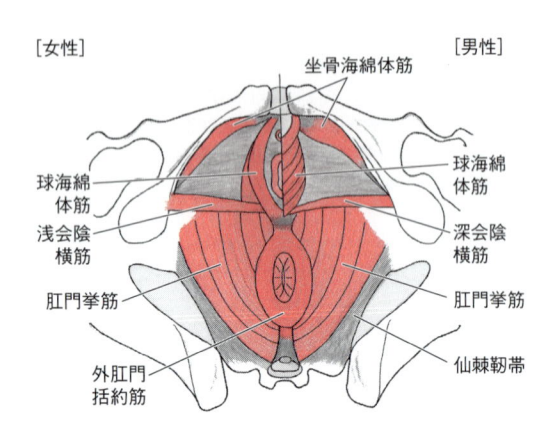

[女性] [男性]

- 坐骨海綿体筋
- 球海綿体筋
- 球海綿体筋
- 浅会陰横筋
- 深会陰横筋
- 肛門挙筋
- 肛門挙筋
- 外肛門括約筋
- 仙棘靱帯

骨盤底筋
球海綿体筋，坐骨海綿体筋，会陰横筋，外肛門括約筋，肛門挙筋．
骨盤底を構成する筋群で骨盤臓器の支持や肛門，尿道の収縮に働く．

| 神経 | 陰部神経 |

体幹の筋

【腹部のインナーユニット】

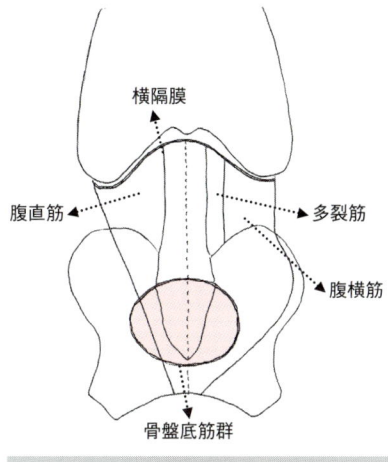

横隔膜
腹直筋
多裂筋
腹横筋
骨盤底筋群

腹腔は上方が横隔膜，下方が骨盤底筋群，その間には腹直筋，腹横筋，多裂筋に囲まれ体幹下部の安定性が確保されている．

特に骨盤底筋群は尾骨より恥骨にわたる肛門挙筋を中心とした筋群（骨盤隔膜）で，その内側には，いわゆる内骨盤筋膜が存在する．腹腔内圧を上昇することで排尿・排便を制御している．

骨盤底筋群は腹腔底部を占め排尿に関与する

臨床で考えよう

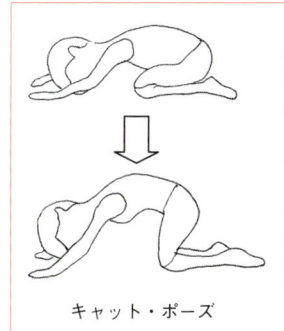

キャット・ポーズ

肛門と膣を収縮させて，口から息を吐きます．下腹から上へと絞り出すような気持ちで息をはき出します．おしりの真ん中にある尾骨を内側に巻きこむようにして，背中を丸めます．

尿失禁とは，尿が不随意的に漏れることで，心理・社会的な生活の質の低下影響を与える問題である．女性全体での尿失禁有病率は35〜37％であり，そのほとんどが腹圧性尿失禁症状がある．咳やくしゃみなど急激な腹圧増加時に尿を漏らすことであり，発症に最も影響が強い因子として妊娠・分娩があげられる．

フランス人のド・ガスケ医師が考案したガスケ・アプローチの一部を示す．「腹圧を正しくコントロールし，重力の影響を最小限に押さえることで，骨盤底筋（ペリネ）を保護しよう」とする考え方で，効果としては骨盤底筋群や腹横筋の緩みを改善することで，尿もれ改善や腰痛改善がある．
詳しい理解には『ベルナデッド・ド・ガスケ：ペリネのエクササイズ．メディカ出版，2011．』を参照のこと．

12 腹部の筋

背部・腰部の筋

腰方形筋　quadratus lumborum muscle

右後面

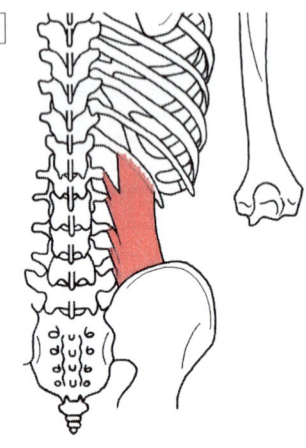

後腹壁の肋骨と腸骨の間を縦に走行する筋.

起始	腸骨稜後部
停止	第12肋骨，腰椎肋骨突起
神経	腰神経叢の枝（T12-L3）

機能

1) 一側が収縮すると体幹を同側に側屈
2) 両側が収縮すると体幹を軽度後屈
3) 骨盤の軽度挙上

体幹の筋

【体幹を側屈する筋群】

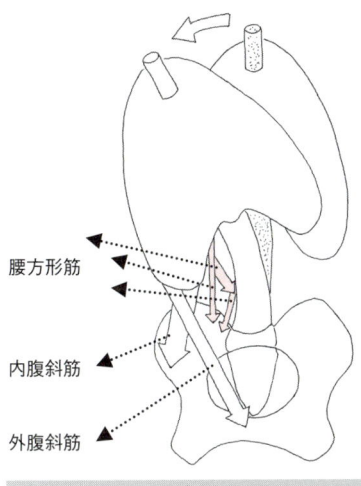

腰方形筋
内腹斜筋
外腹斜筋

腰方形筋は両側性に収縮すれば腰部の伸筋である.

一側性に収縮すれば腰部の側屈筋として強力なてこ作用をもつ．この運動は内腹斜筋と外腹斜筋によって補助される．
また大腰筋とともに腰椎と垂直に走行するので，腰椎全体に対して垂直の安定性をもたらす．

腰方形筋は両側性に働けば伸展，一側性では側屈に作用する

MMT（3・Fairレベル）

●骨盤の挙上

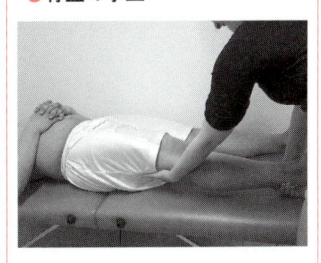

「骨盤を肋骨の方に引き上げなさい」

主動作筋
（腰方形筋，内・外腹斜筋）

臨床で考えよう

対麻痺（脊髄損傷）の歩行では，腰方形筋の作用により一側の骨盤を挙上（引き上げる）することで足部を地面から離床することができる．これはhip hiker（ヒップハイカー）とよばれる．腰方形筋はT12-L3髄節支配なのでそれより上位の脊髄損傷では大振り（小振り）歩行となる．

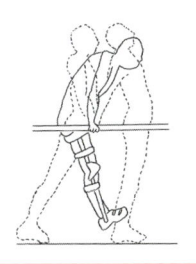

背部・腰部の筋

上後鋸筋　serratus posterior superior muscle

下後鋸筋　serratus posterior inferior muscle

右後面

上後鋸筋
下後鋸筋

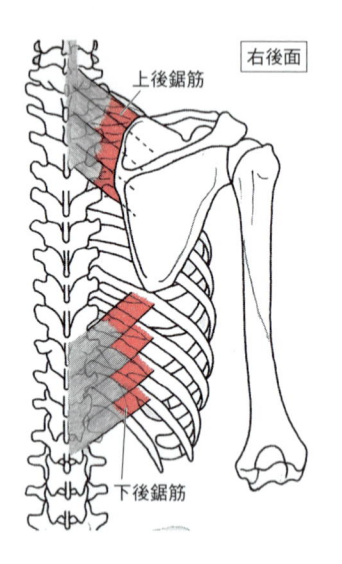

上後鋸筋
背部の第2層にあり，4尖に分かれて脊柱から肋骨に向かって斜下方に走行する．

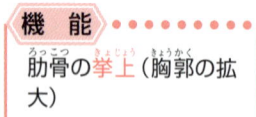

起始	項靱帯，上位胸椎棘突起
停止	第2-第5肋骨
神経	肋間神経(T2-T4)

機　能
肋骨の挙上(胸郭の拡大)

下後鋸筋
背部の第2層にあり，4尖に分かれて脊柱から肋骨に向かって斜上方に走行する．

機　能
肋骨の下制(胸郭の縮小)

起始	胸腰筋膜
停止	第9-第12肋骨下縁
神経	肋間神経(T9-T12)

◆ TOPICS ◆

呼吸筋とは

呼吸運動は吸気と呼気に分かれる
主に吸気は胸郭の拡大に関与している

静かな呼吸の場合は
　横隔膜　＋　肋間筋の収縮　→　能動的な吸気
　引き伸ばされた肺の弾性　→　受動的な呼気
呼吸筋で最も強力に働くのは腹筋群である
　腹圧が高くなると横隔膜は上に押し上げられ，胸腔内圧が高まり
　肺の空気が外に出される

吸気筋と呼気筋の一覧を示す

筋名		正常吸気	強制吸気	強制呼気
横隔膜		○	○	
外肋間筋		○	○	
内肋間筋前部		○	○	
肋骨挙筋			△	
胸鎖乳突筋			△	
斜角筋群			△	
大・小胸筋			△	
僧帽筋			△	
肩甲挙筋			△	
脊柱起立筋群			△	
内肋間筋後部				△
腹筋群	腹直筋			△
	内・外腹斜筋			△
	腹横筋			△

呼吸運動は腹式呼吸と胸式呼吸に分けられる
　腹式呼吸（横隔膜呼吸）：腹部の前後の動きが著明　男性傾向
　胸式呼吸（肋骨呼吸）：胸部の運動が大きい　女性傾向

背部・腰部の筋（脊柱起立筋）

腸肋筋 iliocostal muscle

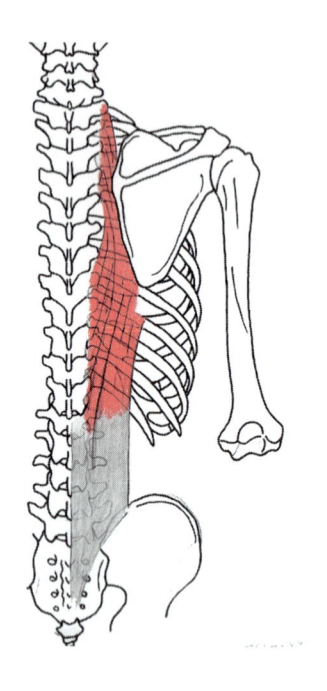

脊柱起立筋のうち最外側に位置する筋で，脊柱に沿って縦に走行する．腰腸肋筋，胸腸肋筋，頸腸肋筋に区分される．

起始	腸骨稜後部，胸腰筋膜，仙骨後面（腰腸肋筋） 下位7肋骨の肋骨角（胸腸肋筋） 上位肋骨の肋骨角（頸腸肋筋）
停止	下位肋骨の肋骨角（腰腸肋筋） 上位肋骨の肋骨角（胸腸肋筋） 下位頸椎の横突起（頸腸肋筋）
神経	脊髄神経の後枝

機能

1) 両側が収縮すると脊柱を起立（伸展）
2) 一側が収縮すると同側に側屈

体幹の筋

棘筋 spinalis muscle

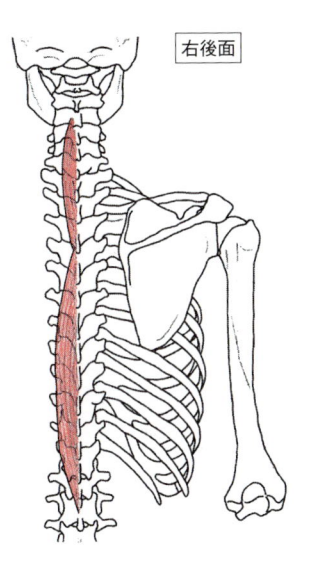

右後面

脊柱起立筋のうち最内側にあり，棘突起の間を縦に走行する細長い筋で，頭棘筋，頸棘筋，胸棘筋に区分される．

起始	下部胸椎の棘突起
停止	上部胸椎の棘突起
神経	脊髄神経の後枝

機能
1）両側が収縮すると脊柱を起立（伸展）
2）一側が収縮すると同側に側屈

191

背部・腰部の筋（脊柱起立筋）

最長筋 longissimus muscle

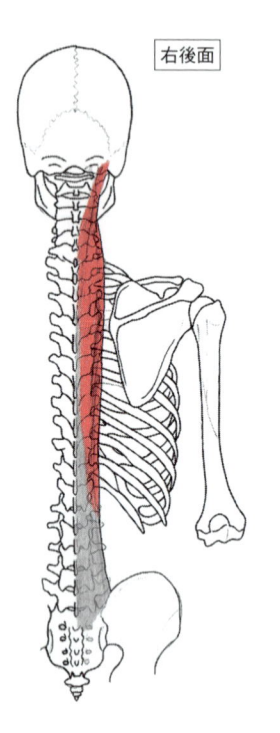

右後面

脊柱起立筋の一つで，脊柱に沿って縦に走行する経過の長い筋．頭最長筋，頸最長筋，胸最長筋に区分される．

起始	上位胸椎と下位頸椎の横突起（頭最長筋） 上位胸椎の横突起（頸最長筋） 下位胸椎の横突起，腰椎の棘突起（胸最長筋）
停止	側頭骨乳様突起（頭最長筋） 頸椎の横突起（頸最長筋） 胸椎の横突起，腰椎の肋骨突起，下位肋骨の肋骨角（胸最長筋）
神経	脊髄神経の後枝

機能

1) 両側が収縮すると脊柱を起立（伸展）
2) 一側が収縮すると同側に側屈
3) 頭部の後屈と側屈（頭最長筋）

◆ TOPICS ◆

腰椎にかかる力

物体を持って保持したとき

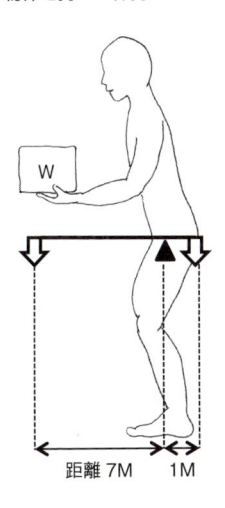

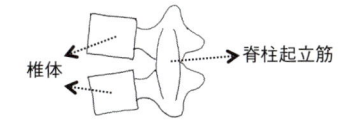

椎体 ／ 脊柱起立筋

物体（W Kg）をもって支えているとき，腰部椎体（回転軸）から物体までの距離を7M cm,
回転軸から脊柱起立筋までの距離を1M cmとすると

体幹を前屈した状態から物体を持ち上げたとき

W kg×7M cm＝脊柱起立筋収縮力×1M cm

が成り立つ　これは第一のてこである
脊柱起立筋は大きな力を要し，また腰部椎間板にも大きな圧迫力が加わる

距離 7M　1M

体幹を前屈した状態から物体を持ち上げたとき

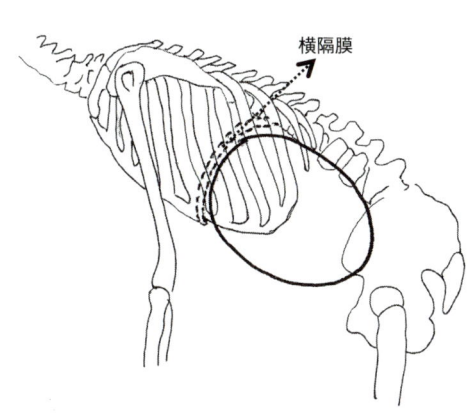

横隔膜

声門とすべての腹腔の出口を閉じるバルサルバ（Valsalva）効果が自然に生じる

とくに腹筋群の働きにより胸腹腔の内圧が上昇しラグビーボール状になることで椎間板にかかる負荷を著明に減少させている

しかし無呼吸状態になることで心血管系に大きな影響を与える

背部・腰部の筋（短背筋）

半棘筋 (はんきょくきん) semispinalis muscle

多裂筋 (たれつきん) multifidus muscle

回旋筋 (かいせんきん) rotatoris muscle

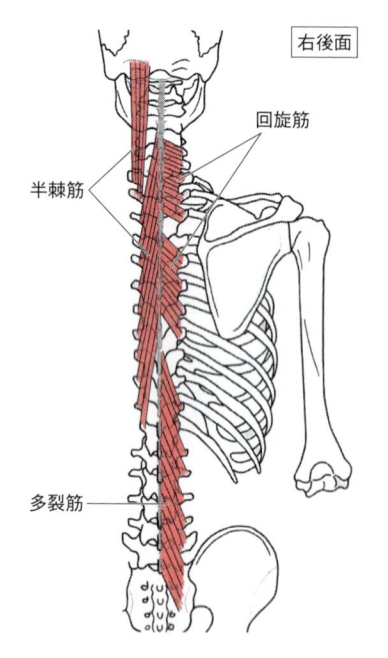

右後面

回旋筋
半棘筋
多裂筋

この他に背部深層には横突間筋（おうとつかんきん），棘間筋（きょくかんきん）などが存在する．

半棘筋（図左側）

背部の脊柱起立筋の下層を横突起から6〜8椎上位の棘突起に向かって斜め上方へ走行する筋群で，頭半棘筋，頸半棘筋，胸半棘筋に区分される．

起始	C3-T8椎骨の横突起（頭半棘筋），T1-T12椎骨の横突起（頸，胸半棘筋）
停止	後頭骨上項線，下項線（頭半棘筋），C2-T4椎骨の棘突起（頸，胸半棘筋）
神経	脊髄神経後枝

機能
1）両側が収縮すると頭部の後屈，脊柱の後屈
2）一側が収縮すると頭部と体幹の回旋および側屈

多裂筋（図右側下部）

背部の脊柱起立筋の下層において椎骨の横突起から3〜5椎上位の棘突起に向かって斜め上へ走行する筋群で，脊柱全体に存在する．

回旋筋（図右側上部）

背部の脊柱起立筋の下層において椎骨の横突起から1〜2椎上位の棘突起に向かって斜め上へ走行する筋群で，脊柱全体に存在する．

起始	椎骨の横突起
停止	椎骨の棘突起
神経	脊髄神経後枝

機能
体幹の回旋および側屈

背部・腰部の筋（短背筋）

【体幹での内在筋安定装置】

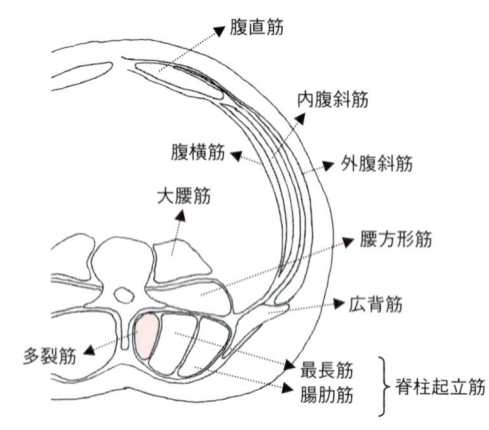

多裂筋は体幹における内在筋安定装置に関与する筋である（他に半棘筋，回旋筋，棘間筋，横突間筋）．

これらの筋群は深層でかなり短く，椎間連結間でのアライメントを制御することで脊椎の安定化に関与している．

（図中ラベル：腹直筋，内腹斜筋，腹横筋，外腹斜筋，大腰筋，腰方形筋，広背筋，多裂筋，最長筋，腸肋筋｝脊柱起立筋）

多裂筋は体軸回旋において腰部の伸展安定化に関与する

MMT（3・Fair レベル）

● 体幹伸展

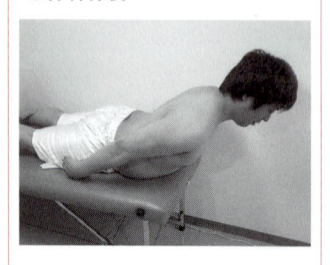

「頭と腕と胸をできるだけ高く台から持ち上げなさい」

主動作筋
（腰方形筋・横突間筋・棘間筋・回旋筋・多裂筋・半棘筋・棘筋・最長筋・腸肋筋）

臨床で考えよう

多裂筋の強化を目的とした運動にはバランスボールなどの不安定なものが利用されている．多裂筋には固有感覚受容器が豊富に分布している．この受容器は関節，筋，腱内に存在する感覚器で，レセプターを刺激し筋を活性化させることができる．これにより脊椎間の安定性を保ち，脊柱の支持と保護をすることで，いわゆる腰痛緩和においても有効であると考えられている．

◆ TOPICS ◆

胸腰筋膜

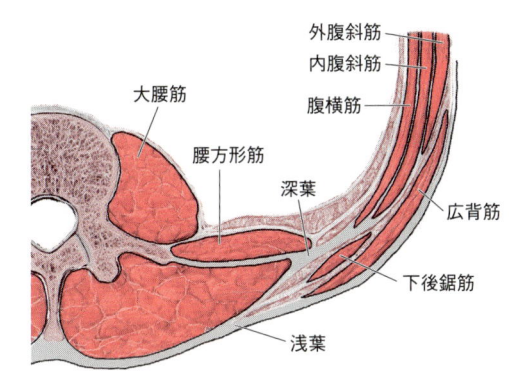

図の各部名称:
- 大腰筋
- 腰方形筋
- 深葉
- 浅葉
- 外腹斜筋
- 内腹斜筋
- 腹横筋
- 広背筋
- 下後鋸筋

胸腰筋膜は，体幹において前腹部の腹直筋鞘に対応して腰部を広くおおう強靭な筋膜で，浅葉と深葉で構成される．浅葉は広背筋や下後鋸筋の起始となり，深葉は側腹筋群の起始となる．また，浅葉と深葉は腸肋筋，最長筋などの脊柱起立筋の起始をつつみこむ．

頭頸部の筋

大後頭直筋 (だいこうとうちょっきん)	rectus capitis posterior major muscle
小後頭直筋 (しょうこうとうちょっきん)	rectus capitis posterior minor muscle
上頭斜筋 (じょうとうしゃきん)	obliquus capitis superior muscle
下頭斜筋 (かとうしゃきん)	obliquus capitis inferior muscle

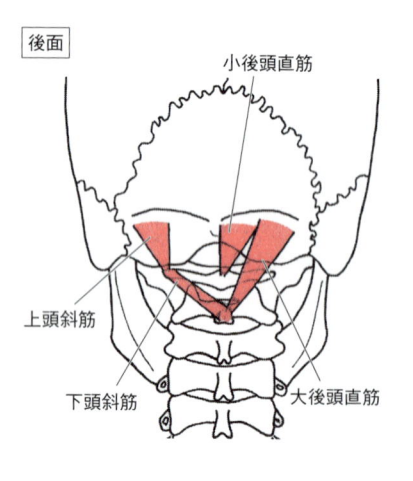

[後面]

小後頭直筋
上頭斜筋
下頭斜筋
大後頭直筋

大後頭直筋
頸部後面(項部)の深層にあり頸椎から斜め上方に走る扇形の筋.

起始	軸椎棘突起
停止	後頭骨下項線中1/3
神経	後頭下神経(C1の後枝)

機 能

1) 両側が収縮すると頭部を後屈
2) 一側が収縮すると頭部を同側に回旋あるいは側屈

体幹の筋

小後頭直筋
頸部後面（項部）の深層で大後頭筋の内側を頸椎から斜め上方に走る扇形の筋.

起始	環椎後結節
停止	後頭骨下項線内側 1/3
神経	後頭下神経（C1の後枝）

機 能

1) 両側が収縮すると頭部を後屈
2) 一側が収縮すると頭部を同側に回旋あるいは側屈

上頭斜筋
頸部後面（項部）の深層で大後頭筋の外側を頸椎から斜め上方に走る筋.

起始	環椎横突起
停止	後頭骨下項線外側
神経	後頭下神経（C1の後枝）

機 能

1) 両側が収縮すると頭部を軽度後屈
2) 一側が収縮すると頭部を同側に回旋

下頭斜筋
頸部後面（項部）の深層で大後頭筋の下方を横に走行する筋.

起始	軸椎棘突起
停止	環椎横突起
神経	後頭下神経（C1の後枝）

機 能

頭部の回旋

頭頸部の筋

板状筋 splenius muscle

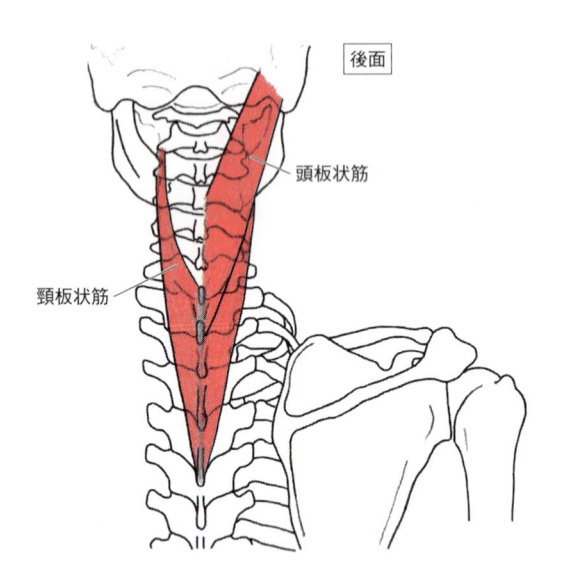

後面

頭板状筋
頸板状筋

後頸部の第2層に分布し，脊柱から斜め上方に向かう筋で，頭板状筋と頸板状筋に区分される．

起始	項靱帯，C3-T3 棘突起（頭板状筋），T3-T6 棘突起（頸板状筋）
停止	側頭骨乳様突起，後頭骨上項線（頭板状筋），上部頸椎横突起後結節（頸板状筋）
神経	大後頭神経，頸神経後枝（C2-C5）

機能
1) 両側が収縮すると頭部を後屈
2) 一側が収縮すると同側へ回旋および側屈

体幹の筋

【頭部・頸部後面の筋】

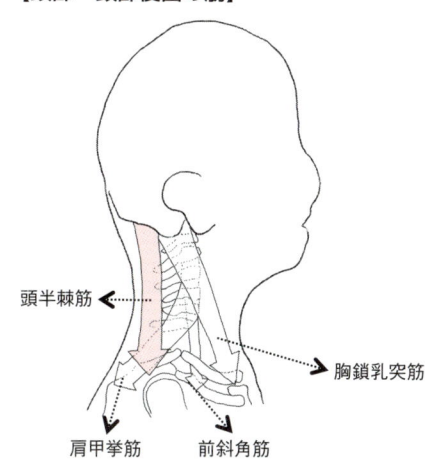

頭部から頸部，胸椎に停止する半棘筋は，頭半棘筋，頸半棘筋，胸半棘筋である．

頭頸部の安定性は，僧帽筋上部線維や肩甲挙筋，頭半棘筋，胸鎖乳突筋，斜角筋などを含む多くの筋群で補強されている．
頸椎中間位で保持し良好な姿勢を制御するには，これらが同時に収縮する必要がある．

頭半棘筋
胸鎖乳突筋
肩甲挙筋　前斜角筋

頭頸部後面の筋群は頭部の理想的な姿勢を保持している

MMT（3・Fair レベル）

●頭部伸展

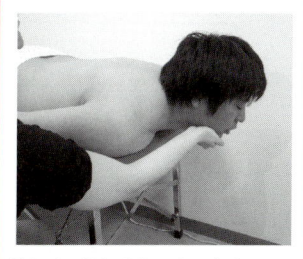

頭が下に落ちそうになるときに，それをすぐに支えられるように配慮する．

「前の壁の方を見つめなさい」

主動作筋
（大後頭直筋，小後頭直筋，頭最長筋，上頭斜筋，下頭斜筋，頭板状筋，頭半棘筋，僧帽筋上部，頭棘筋）

臨床で考えよう

デスクワークなどで頭部や眼を水平に長時間保持することによって後頭下筋などに疲労が生じる．時間の経過とともに頭・頸部全域にわたり限局した有痛性の筋スパズムが肩甲挙筋や僧帽筋上部線維に起こる．この状態はしばしば頭痛や頭部全体の放散痛と関連がある．慢性的な頭頸部前方姿勢の改善には，自己認識と作業上での環境整備が重要である．

14 頭頸部の筋

頭頸部の筋

胸鎖乳突筋　sternocleidmastoid muscle

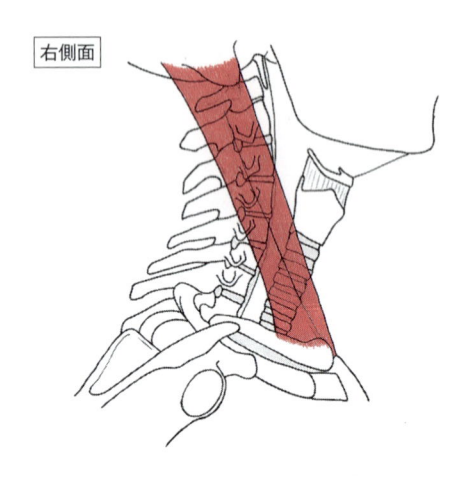

右側面

頸部の前面から側面にかけて斜め上方に走行する筋で筋頭は2尖に分かれる．体表から筋の形状を確認することのできる筋の一つ．

起始	胸骨柄の上端および鎖骨内側端
停止	側頭骨乳様突起
神経	副神経および頸神経 (C2-C3)

機能

1) 両側が収縮すると首の前方突出．また後頭部の軽度後屈
2) 一側が収縮すると反対側へ回旋
3) 一側が収縮すると同側に側屈
4) 停止が固定されると鎖骨の挙上（呼吸補助：吸気）

体幹の筋

【頸部の外側にある筋】

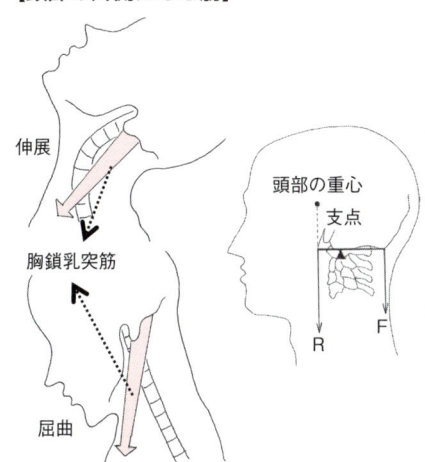

伸展
胸鎖乳突筋
屈曲

頭部の重心
支点
R　F

胸鎖乳突筋は外側頸筋で頸部の運動に関与する．

頭部の屈曲伸展の支点は環椎後頭関節にある．頭部全体の荷重（R）に対して頭部伸展筋の緊張（F）が働く．

もし頭部屈曲筋が弱く胸鎖乳突筋が強い場合は，頸椎の伸展が増強する．これは胸鎖乳突筋の乳様突起への後方付着部が伸展筋として作用するからである．

胸鎖乳突筋は頭部の肢位により屈曲，伸展に作用する

MMT（3・Fair レベル）

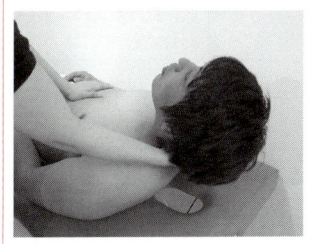

●頸部屈曲

体幹に筋力低下がみられた場合，固定を得るために手を胸の上に置いてもよい

「肩を台につけたままで，頭を台から持ち上げなさい．天井を見続けなさい」

主動作筋
（胸鎖乳突筋，頸長筋，前斜角筋）

臨床で考えよう

斜頸とは先天的，あるいは後天的に片側の胸鎖乳突筋が慢性的に短縮した状態をいう．原因は明らかではない．図は右の胸鎖乳突筋が短縮により頭頸部の肢位が非対称となることを表している．

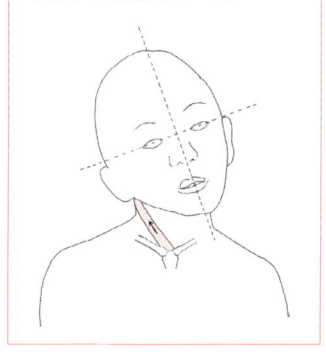

14 頭頸部の筋

頭頸部の筋

舌骨上筋　suprahyoid muscle

右側面

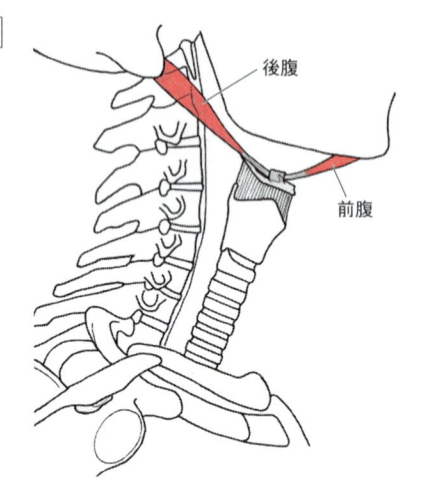

後腹
前腹

顎二腹筋
下顎底をオトガイから側頭骨に向けて走行する筋で，中間腱が舌骨に付着する二腹筋．

起始	下顎骨内側二腹筋窩（前腹），側頭骨乳突切痕（後腹）
停止	舌骨
神経	三叉神経の顎舌骨筋神経（前腹），顔面神経（後腹）

機　能

1) 両腹が収縮すると舌骨を挙上（嚥下運動）
2) 前腹が収縮すると下顎骨を後下方へ引く（開口運動）

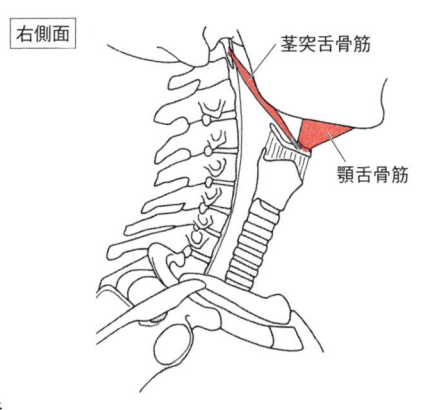

体幹の筋

[右側面] 茎突舌骨筋
顎舌骨筋

顎舌骨筋
下顎底を下顎内側から正中に向けて走行し，中央で結合する．

機　能		
1）舌の挙上	起始	下顎骨内側縁（顎舌骨筋線）
2）停止が固定されると下顎骨の下制（開口運動）	停止	顎舌骨筋縫線，舌骨体
	神経	三叉神経（顎舌骨筋神経）

茎突舌骨筋
下顎底において側頭骨から斜め下方に向けて走行する細長い筋．

機　能		
舌を後上方に引く	起始	側頭骨茎状突起
	停止	舌骨
	神経	顔面神経（茎突舌骨筋枝）

オトガイ舌骨筋（図なし）
下顎骨の内側で顎舌骨筋の下層をオトガイから舌骨に向かって走行する筋．

機　能		
1）舌を前上方に引く	起始	下顎骨オトガイ棘
2）停止が固定されると下顎の下制（開口運動）	停止	舌骨体
	神経	舌下神経（オトガイ舌骨筋神経）

14 頭頸部の筋

205

頭頸部の筋

舌骨下筋 infrahyoid muscle

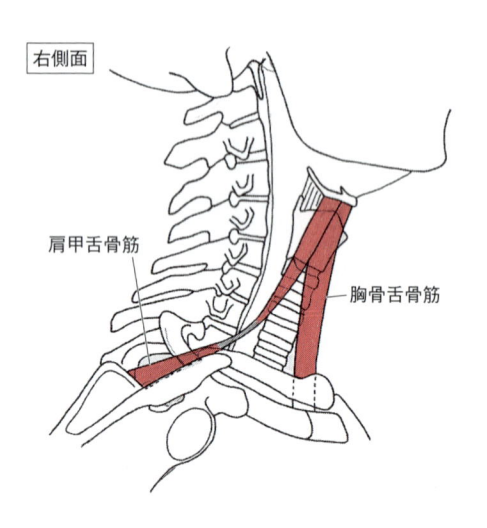

右側面

肩甲舌骨筋
胸骨舌骨筋

肩甲舌骨筋
肩甲骨から斜め上方に向かう細長い筋で，途中に中間腱をもつ二腹筋である．

起始	肩甲骨上縁
停止	舌骨体下縁
神経	頸神経（頸神経ワナの枝）

機能
舌骨の下制（嚥下運動）

胸骨舌骨筋
前頸部を胸骨から舌骨へ向かって縦に走行する帯状の筋．

起始	胸骨柄の上端
停止	舌骨の下縁
神経	頸神経（C1-C4）

機能
舌骨の下制（嚥下運動）

体幹の筋

右側面

甲状舌骨筋
胸骨甲状筋

甲状舌骨筋
前頸部の胸骨舌骨筋の下にある筋.

起始	甲状軟骨
停止	舌骨体
神経	頸神経(C1-C4)

機能
舌骨の下制(嚥下運動)

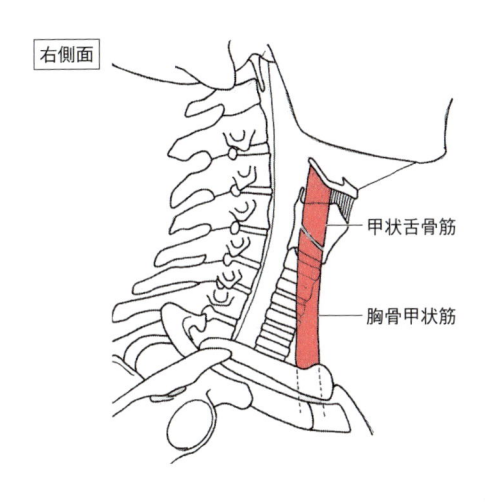

胸骨甲状筋
前頸部の胸骨舌骨筋の下にある筋.

起始	胸骨柄の上端
停止	甲状軟骨
神経	頸神経(C1-C4)

機能
甲状軟骨の下制

頭頸部の筋

【咀嚼(そしゃく)運動に関与する筋群】

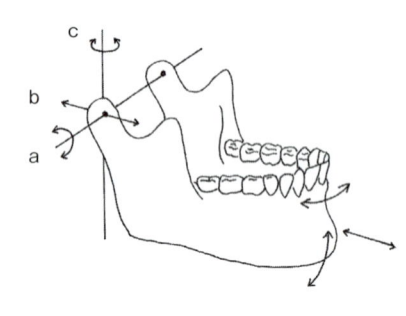

顎関節の運動筋を咀嚼筋という．
開口には舌骨上筋群が作用する

a：水平軸において回転：下顎骨の挙上運動(噛み合わせる)
　咬筋　側頭筋　内側翼突筋
b：前後に動く
　下顎骨の前方への突出しは両側の外側翼突筋
　下顎骨の後方に戻すのは両側の側頭筋後部
c：垂直軸において回旋：下顎骨の左右のずれ運動
　下顎骨前方が左にずれるのは右外側翼突筋と左側頭筋後部

咀嚼には下顎骨の挙上，前方突出，左右のずれ運動を伴う

臨床で考えよう

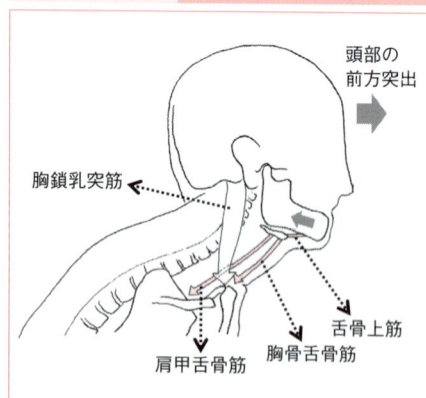

舌骨筋群は下顎骨(かがくこつ)に働いて咀嚼運動に関与している．また頭部の姿勢により影響される．
頭部の前方突出は上部頸椎の伸展を伴い，舌骨の下方，後方への牽引することで，舌骨下筋(胸骨舌骨筋，肩甲舌骨筋)を伸張する．この牽引は舌骨上筋を介して下顎に伝えられ，下顎は後退(たいこう)と下制(かせい)の方向へ引かれる．肩甲舌骨筋は肩甲骨に付着していることから肩甲帯の不良姿勢は下顎に対して影響を与えている．

舌骨筋群は咀嚼運動に関与し，頭部の姿勢に影響される

208

◆TOPICS◆
構音障害とは

構音とは声，発音，韻律を構成する音声である
口唇，舌，咽頭，喉頭 呼吸器などの器官が構音運動を司る

大脳の運動中枢から末梢の筋に至る運動系に病変が生じると，構音運動が障害される．これを運動障害性構音障害 dysarthria という
脳血管疾患後遺症にみられる「ろれつが回らない」話し方に代表される発音の異常である．頭部外傷，腫瘍，パーキンソン病などでも起こる

肺は発声発語時の音を作りだすために必要な呼気を流出する働きをしている．呼吸パターンの異常により，発話のリズムが不規則になる
声帯では呼気が通ることにより振動し音を作りだす働きがあり，音の強弱，高低の調節をしている．直接，声帯運動に関与する内喉頭筋を下図に示す
口腔は音の特徴を作る働きをもつ．それぞれの器官が微妙に協調し正しい音を作っている

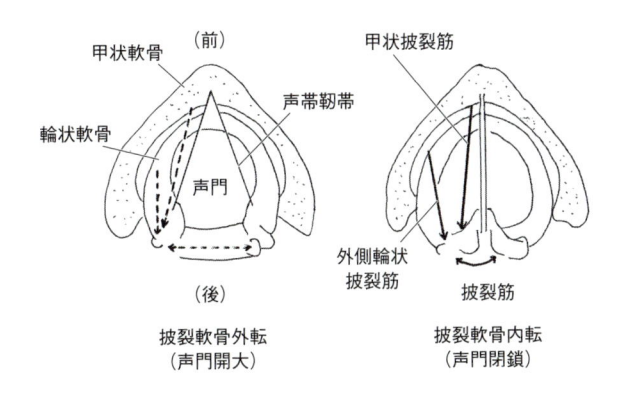

披裂軟骨外転
（声門開大）

披裂軟骨内転
（声門閉鎖）

頭頸部の筋

舌筋 lingual muscle

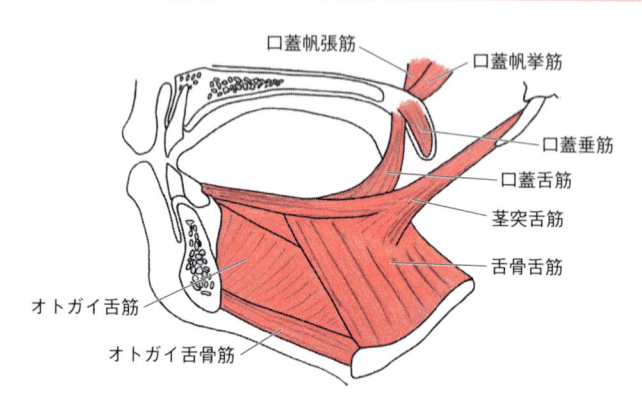

口蓋筋 palatine muscle

(図：口蓋帆張筋，口蓋帆挙筋，口蓋垂筋，口蓋舌筋，茎突舌筋，舌骨舌筋，オトガイ舌筋，オトガイ舌骨筋)

舌筋とは舌の内部および周囲に分布する筋群で，外舌筋と内舌筋に区分される．外舌筋は舌と周囲の構造を結ぶ筋で，オトガイ舌筋，舌骨舌筋，茎突舌筋，口蓋舌筋がある．内舌筋は舌内部にある横舌筋，縦舌筋，垂直舌筋である．
オトガイ舌筋は下顎骨のオトガイに始まり，舌体に停止する．
舌骨舌筋は舌骨体および大角に始まり舌の外側に停止する．
茎突舌筋は側頭骨茎状突起に始まり，舌の外側および舌尖に停止する．
口蓋舌筋は軟口蓋に始まり舌の外側に停止する．

| 神経 | 舌下神経（一部，咽頭神経叢，第1頸神経） |

口蓋筋は嚥下時の口蓋帆の運動に関わる筋で，口蓋帆張筋，口蓋帆挙筋，口蓋垂筋に区分される．口蓋帆張筋は三叉神経，帆挙筋と垂筋は迷走神経によって支配される．

機能

舌の運動

体幹の筋

◆ TOPICS ◆
咽頭，喉頭とは

咽頭とは喉の後ろ側の壁で，**声帯**の上の咽頭腔　上・中・下とある咽頭腔の大きさを変化させることで最初に共鳴するところ．「のどちんこ」と呼ばれる口蓋垂がある

喉頭とは喉の前側の壁で，声帯を中央に包み込むように形成された軟骨・筋肉群
甲状軟骨・喉頭蓋軟骨など6個の軟骨で囲まれている気道の一部．
喉頭は，気管と食道と口との分岐点で，発声のコントロールする部位
喉頭がん摘出によって声が出なくなる

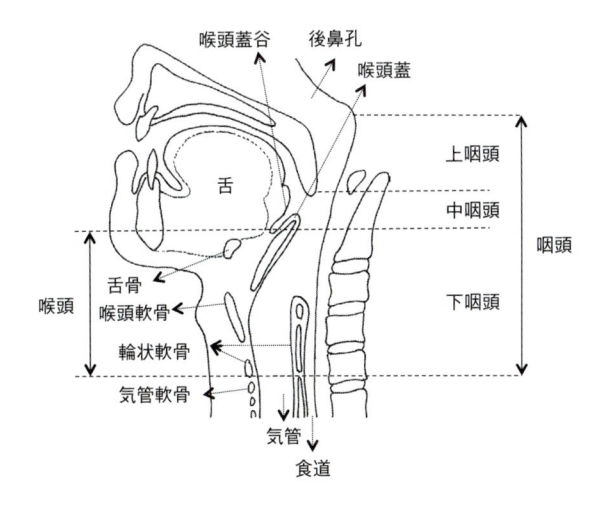

図：喉頭蓋谷，後鼻孔，喉頭蓋，舌，上咽頭，中咽頭，咽頭，舌骨，喉頭軟骨，輪状軟骨，下咽頭，喉頭，気管軟骨，気管，食道

14 頭頸部の筋

211

頭頸部の筋

咽頭収縮筋 pharyngeal constrictor muscle

咽頭挙筋 pharyngeal elevator muscle

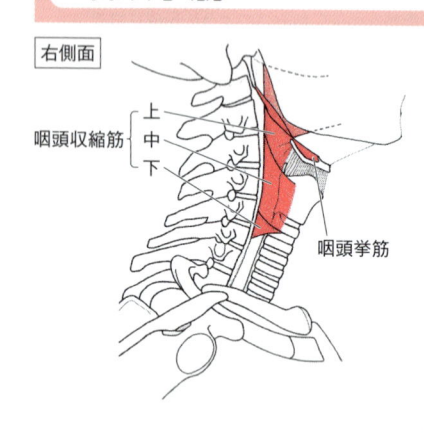

右側面

咽頭収縮筋 上/中/下
咽頭挙筋

咽頭収縮筋
咽頭の後壁をおおう筋群で上咽頭収縮筋，中咽頭収縮筋，下咽頭収縮筋に区分される．上咽頭収縮筋は蝶形骨翼状突起および下顎骨内面に始まり，咽頭縫線に停止する．中咽頭収縮筋は舌骨の大角および小角に始まり，咽頭縫線に停止する．下咽頭収縮筋は甲状軟骨および輪状軟骨に始まり，咽頭縫線に停止する．

| 神経 | 咽頭神経叢 |

機能　咽頭の収縮（嚥下運動）

咽頭挙筋
咽頭周囲の構造から咽頭へ分布する筋群で，口蓋咽頭筋，耳管咽頭筋，茎突咽頭筋に区分される．
口蓋咽頭筋は軟口蓋に始まり，咽頭側壁および甲状軟骨に停止する．
耳管咽頭筋は耳管軟骨に始まり，咽頭側壁に停止する．
茎突咽頭筋は側頭骨茎状突起に始まり，咽頭壁に停止する．

機能　咽頭の挙上（嚥下運動）

| 神経 | 咽頭神経叢，舌咽神経（茎突咽頭筋枝） |

喉頭筋 intrinsic muscles

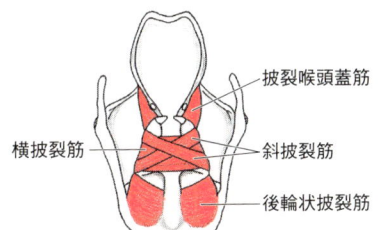

喉頭の軟骨に分布する小さな筋群．輪状甲状筋，後輪状披裂筋，横披裂筋，斜披裂筋，外側輪状披裂筋，甲状披裂筋，甲状喉頭蓋筋が存在する．
これらの筋は声門の開閉を行い，発声に関わる．

左側面
- 輪状甲状筋

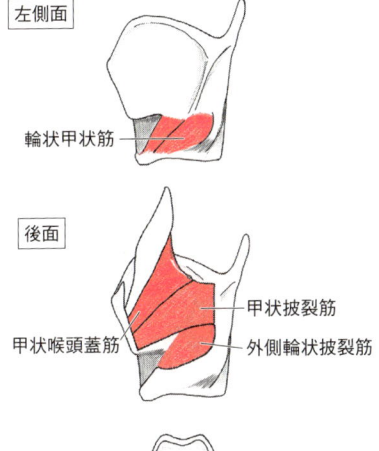

後面
- 甲状披裂筋
- 甲状喉頭蓋筋
- 外側輪状披裂筋

- 披裂喉頭蓋筋
- 横披裂筋
- 斜披裂筋
- 後輪状披裂筋

| 神経 | 上喉頭神経（輪状甲状筋），反回神経（残りすべて） |

機能

1) 後輪状披裂筋は声門を開く
2) 披裂筋と外側輪状披裂筋は声門を閉じる
3) 輪状甲状筋は声帯ヒダを引き伸ばす

頭頸部の筋

椎前筋 anterior vertebral muscle

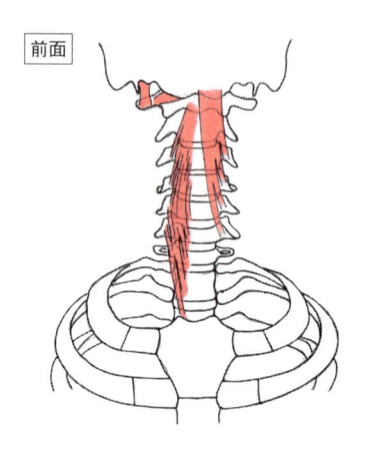

前面

頸部の前面最深部にあり，頸椎の椎体前面に密着し，縦に走行する．頭長筋，頸長筋，前頭直筋，外側頭直筋に区分される．

起始	頭長筋	頸椎(C3-C6)横突起前結節，頸椎椎体前面
	頸長筋	C3-C5頸椎横突起，頸椎(C5-C7)椎体
	前頭直筋	環椎横突起
	外側頭直筋	環椎横突起前部
停止	頭長筋	後頭骨底の大孔の前方
	頸長筋	C2-C4頸椎椎体，C6-C7頸椎横突起
	前頭直筋	後頭骨底部(大後頭孔の前縁)
	外側頭直筋	外頭蓋底(後頭顆の外側)
神経		頸神経の筋枝(C1-C5)

機能

1) 両側が屈曲すると頸部を軽度前屈
2) 一側が収縮すると同側に側屈

◆TOPICS◆
嚥下障害とは

嚥下とは，水分や食べ物を口の中に取り込んで，咽頭から食道・胃へと送り込むことである
これらの過程のどこかがうまくいかなくなることを**嚥下障害**という

摂食・嚥下の過程は，5つに区分される

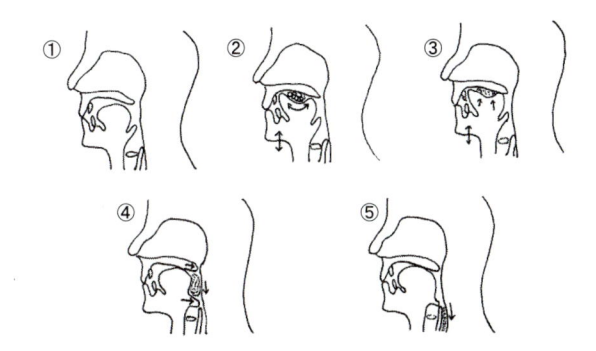

①**先行期** 何をどのくらい，どのように食べるかを**判断する**時期
②**準備期** 食物を口に取り込み，咀嚼し，唾液と混ぜて飲み込みやすいように**食塊をつくる**時期
③**口腔期** 食塊を舌によって**口からのどへ送り込む**時期
　　　　　舌の運動：上縦舌筋，横舌筋
　　　　　舌骨引き上げ：オトガイ舌骨筋，顎舌骨筋，顎二腹筋
　　　　　など
④**咽頭期** 食物を**のどから食道へ送り込む**時期
　　　　　軟口蓋の引き上げ：口蓋帆挙筋
　　　　　咽頭挙上と鼻腔閉塞：口蓋咽頭筋，上咽頭収縮筋　など
⑤**食道期** 食塊を**食道内から胃へと送り込む**時期
　　　　　下咽頭収縮筋　など

嚥下には以上の多くの器官が関与しているため，これらが障害を受けるさまざまな疾患（たとえば脳血管障害，神経筋疾患など）で嚥下障害が起こる．
嚥下障害が起こると，食物が気道へ流れることによる**誤嚥性肺炎**と食物摂取障害による栄養低下となる．
また高齢者の肺炎の大部分は，嚥下機能の低下による**誤嚥性肺炎**であるといわれている．

頭頸部の筋

表情筋　facial muscle

頭部表面に分布する大小約20個の筋でそのほとんどが皮筋．すべての筋の運動は顔面神経によって支配される．

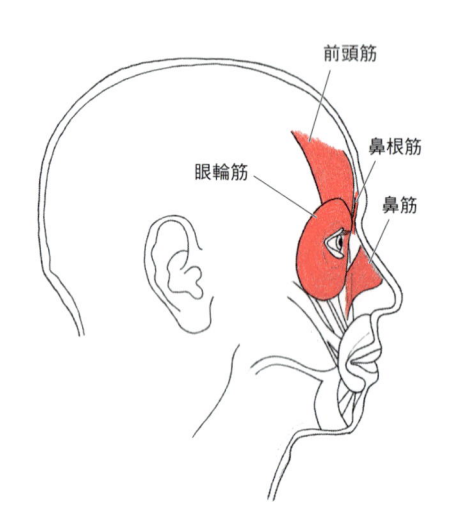

前頭筋
前頭部（額）を縦に走行する筋で額に横しわをよせる．

眼輪筋
眼瞼を輪状に取り巻く皮筋で，眼瞼の閉鎖を行う．

鼻根筋
鼻根部にあり眉の内側を内下方に引く．

鼻筋
鼻背から鼻翼にかけて分布する筋で，鼻孔の運動に関わる．

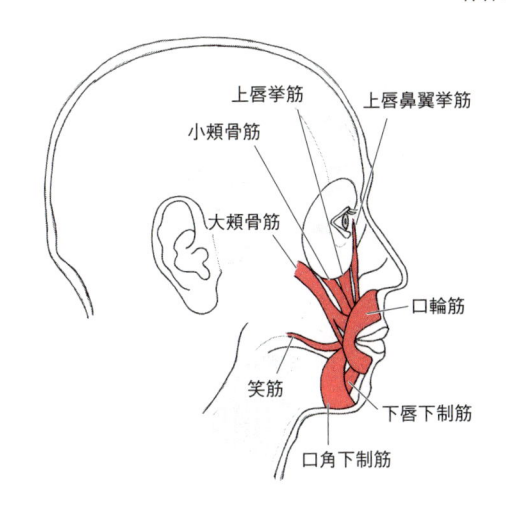

体幹の筋

口輪筋
口裂を輪状に取り巻く筋で口裂を閉じる．さらに収縮すると口をすぼめる．

上唇鼻翼挙筋
内眼角から下方へ向かう小さな筋で上唇と鼻翼を挙上する．

大頬骨筋
頬骨弓から口角に向かう細長い筋で口角を外上方にひく．

小頬骨筋
大頬骨筋の内側にある筋で口角を外上方へ引く．

笑筋
口角から横に走る細長い筋で口角を横に引く．

口角下制筋
口角から斜め下方に走行する筋で口角を外下方に引く．

下唇下制筋
オトガイと下唇の間にある筋で下唇を下方へひく．

上唇挙筋
下眼瞼から口角へ向かって分布する筋で，上唇と鼻翼を上方に引く．

頭頸部の筋

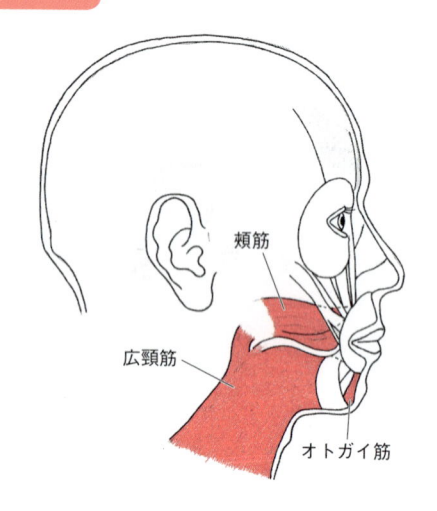

頬筋
顔面のやや深層を口角から横に走る幅広い筋で口笛をふく時のように口をすぼめる.

広頸筋
胸部前面の鎖骨のやや下の胸筋筋膜から斜め上方へ向かう極めて薄い皮筋で, 口角を下に引く.

オトガイ筋
オトガイの皮膚を引き上げる

表情筋

神経	顔面神経

体幹の筋

【顔面の運動に関与する筋群】

口角挙筋
大頰骨筋
笑筋
口角下挙筋

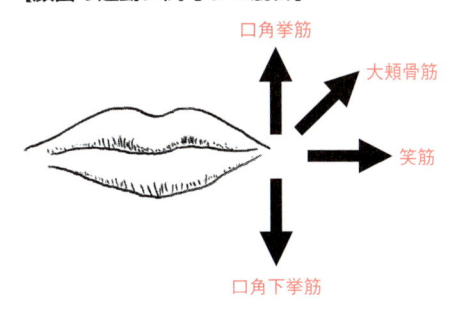

表情筋は顔面の表情を表す筋で骨から起こって皮膚に停止する皮筋である.

これは眼瞼・眉・額部・鼻部・口部に区分される.

口角挙筋は冷笑,大頰骨筋はほほえみ,笑筋はしかめ面,口角下挙筋は悲しみの表情をつくる.

表情筋は眼瞼・眉・額部・鼻部・口部に大別される

MMT（3・Fair レベル）

●眉持ち上げ運動

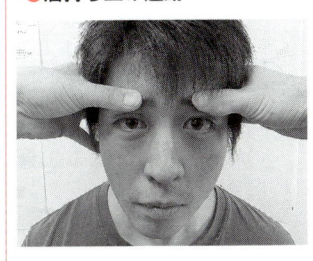

親指の指腹をそれぞれの眉上にあてがい下に下げるように抵抗を加える

「眉をできるだけ高く持ち上げなさい,私が下げるように力を加えてもかけることなく上げ続けなさい」

主動作筋
(後頭前頭筋,前頭筋部分)

臨床で考えよう

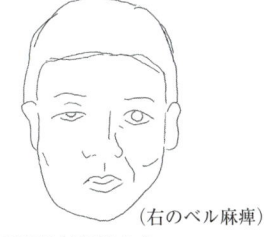

(右のベル麻痺)

中枢性顔面神経麻痺は脳梗塞等の合併症に多く認められる.末梢性は特に**ベル麻痺**といわれる.中枢性と末梢性の鑑別は,額にしわ寄せが左右対称にできるのが中枢性で,麻痺側の額にしわ寄せができないのが末梢性である.この末梢性の症状には,顔面表情筋の麻痺,閉眼障害(兎眼),口角下垂,閉口・開口障害,よだれ,麻痺側舌前2/3味覚障害が認められる.

頭頸部の筋

側頭筋 temporalis muscle

咬筋 masseter muscle

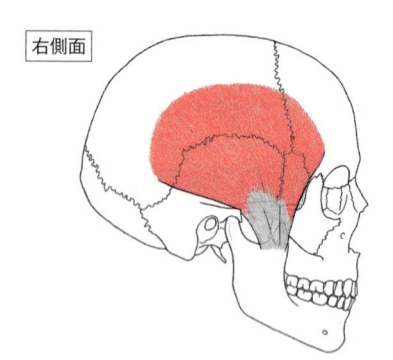

[右側面]

側頭筋
頭蓋の外側，側頭窩をうめる扇形の筋で，側頭骨から下顎骨に向かって下方に走行する．

起始	側頭骨側頭窩
停止	下顎骨の筋突起
神経	三叉神経第3枝の分枝（深側頭神経）

機能
開口時における下顎骨の挙上（咀嚼運動）

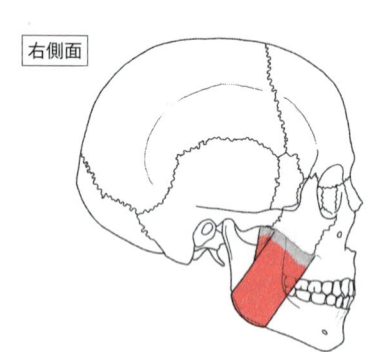

[右側面]

咬筋
頭蓋骨の側面を頬骨から下顎角に向かって走行する四角形の筋で，外層，内層の2層に区分される．

起始	頬骨弓
停止	下顎枝および下顎角の外側面
神経	三叉神経第3枝の分枝（咬筋神経）

機能
下顎骨の挙上（咀嚼運動）

体幹の筋

【閉口に関与する筋群】

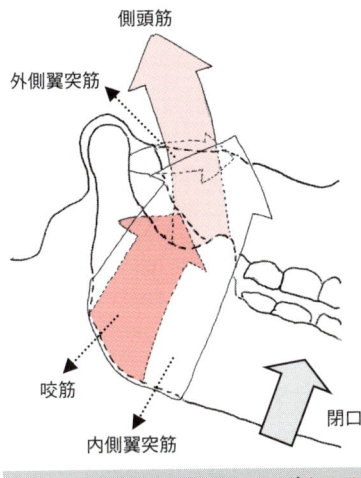

側頭筋
外側翼突筋
咬筋
内側翼突筋
閉口

閉口に作用する筋は，咬筋，側頭筋，内側翼突筋，外側翼突筋である．
顎関節は楕円関節で関節円板をもち，下顎骨の前突と後退，側方，下制と挙上により咀嚼を可能にしている．最も大きな運動は下顎骨の挙上（歯を噛み合わせる）である．

咬筋は下顎骨の挙上（歯の噛み合わせ）に作用する

MMT（3・Fair レベル）

●顎を閉じる

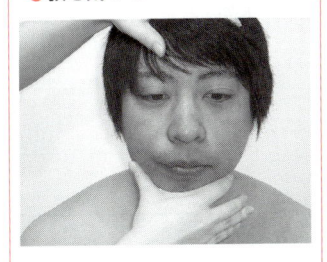

オトガイの部分を親指と人差し指の間にはさみしっかりと保持する

「できるだけ力いっぱい歯をくいしばるようにしなさい」

主動作筋
（咬筋，側頭筋，内側翼突筋）

臨床で考えよう

・咀嚼運動に関与する顎関節の運動筋を咀嚼筋といい，すべて第Ⅴ脳神経（三叉神経）の支配である．三叉神経は知覚枝と運動枝があり知覚枝は顔面の知覚を支配している．橋障害により運動肢が障害されると障害側の咬筋および開口筋の麻痺を起こし，筋萎縮が生じ開口時に下顎が障害側へ偏位する．

14 頭頸部の筋

頭頸部の筋

翼突筋 (よくとつきん) pterygoid muscle

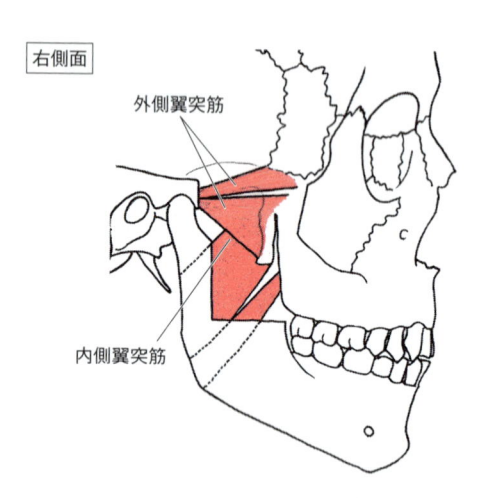

右側面

外側翼突筋

内側翼突筋

側頭部の深層にある筋で，外側および内側翼突筋に区分される．
外側翼突筋は翼状突起より後方へ向かう．内側翼突筋は翼状突起より下後方へ向かう．

起始	翼状突起外側板(内外)，側頭下稜(外)，翼突窩(内)
停止	下顎骨頸，顎関節(外)，下顎角内面(内)
神経	三叉神経第3枝の分枝（翼突筋神経）

機 能

1) 下顎骨の挙上
2) 下顎骨を側方へ動かす
いずれも咀嚼運動

体幹の筋

【開口に関与する筋群】

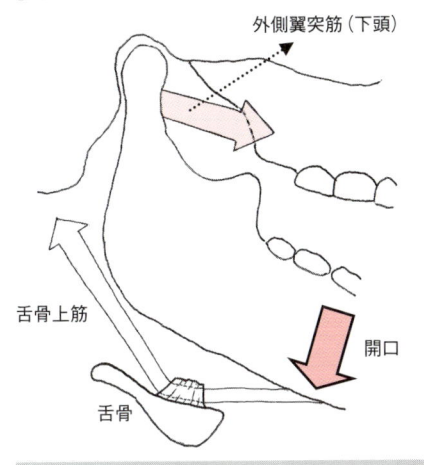

外側翼突筋（下頭）
舌骨上筋
舌骨
開口

開口と閉口は下顎骨の下制と挙上による．

開口は主として外側翼突筋の下頭と舌骨上筋群の収縮による．重力はそれを補助する．外側翼突筋の下頭は関節突起を前突するように収縮し，その反対方向に舌骨上筋が働く．

開口は外側翼突筋（下頭）と舌骨上筋群の働きによる

MMT（3・Fair レベル）

●顎を開ける

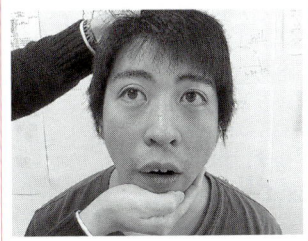

片方の手をオトガイの下に，他方を頭において固定する

「できるだけ大きく口を開けてください．そのまま開いて，私に閉じさせないようにしてください」

主動作筋
（外側翼突筋，舌骨上筋）

臨床で考えよう

顎関節による咀嚼障害の一般的な原因は，関節円板—関節突起複合体内障である．関節突起および関節窩に対する関節円板の位置の異常と定義されている．関節円板の異常な形状，柔軟性の低下，慢性炎症，側副靭帯の過伸張などにより内障が引き起こされる．疼痛，典型的なクリック音（顎関節雑音），開口の可動域制限などの症状となる．

14 頭頸部の筋

頭頸部の筋

眼筋 ocular muscle

【頭部の筋―眼筋】
眼球に付属する筋で内眼筋と外眼筋に区分されるが，一般的に眼筋というと外眼筋を意味する．

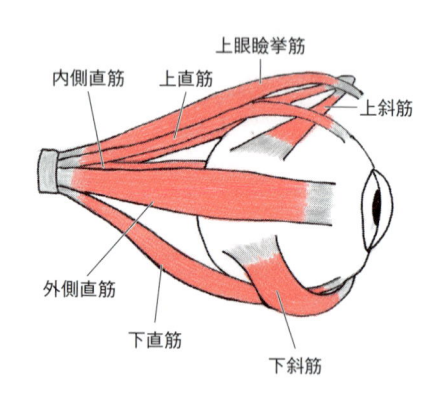

(図：上眼瞼挙筋，内側直筋，上直筋，上斜筋，外側直筋，下直筋，下斜筋)

上直筋
眼球の挙上，内転，内旋

上斜筋
眼球の下制，外転，内旋

下直筋
眼球の下制

下斜筋
眼球の挙上，外転，外旋

外側直筋
眼球の外転

上眼瞼挙筋
上瞼の挙上

内側直筋
眼球の内転

眼筋

神経	動眼神経（上斜筋と外側直筋を除く他の筋），滑車神経（上斜筋），外転神経（外側直筋）

参考文献

本書に掲載した内容は,以下の文献を参考としている.
これらの文献は,本書をベースにしてより深く筋のことを学習する際のテキストとしても有用であり,読者にお薦めしたい.

1) 坂井建雄・松村讓兒 監訳:プロメテウス解剖学アトラス 解剖学総論／運動器系 第2版. 医学書院, 2011.
2) 金子丑之助:日本人体解剖学 上巻 改訂19版. 南山堂, 2000.
3) 金子丑之助:日本人体解剖学 下巻 改訂19版. 南山堂, 2000.
4) 森 於菟・他:分担解剖学1 総説・骨学・靱帯学・筋学 第11版. 金原出版, 1982.
5) 中村隆一・齋藤 宏・長﨑 浩:基礎運動学 第6版. 医歯薬出版, 2003.
6) 中村隆一・他:基礎運動学 第2版. 医歯薬出版, 1983.
7) Donald A. Neumann(嶋田智明・平田総一郎 監訳):筋骨格系のキネシオロジー. 医歯薬出版, 2005.
8) J. Castaing, J. J. Santini(井原秀俊・中山彰一・井原和彦 訳):図解 関節・運動器の機能解剖 上肢・脊柱編. 協同医書出版社, 1986.
9) J. Castaing et al.(井原秀俊・中山彰一・井原和彦 訳):図解 関節・運動器の機能解剖 下肢編. 協同医書出版社, 1986.
10) R. Cailliet(荻島秀男 訳):図説 運動器の機能解剖. 医歯薬出版, 2000.
11) I. A. Kapandji(荻島秀男・嶋田智明 訳):カパンディ 関節の生理学Ⅰ 上肢. 医歯薬出版, 1986.
12) I. A. Kapandji(荻島秀男・嶋田智明 訳):カパンディ 関節の生理学Ⅱ 下肢 原著第5版. 医歯薬出版, 1988.
13) I. A. Kapandji(荻島秀男・嶋田智明 訳):カパンディ 関節の生理学Ⅲ 体幹・脊柱. 医歯薬出版, 1986.
14) 伊東 元・高橋正明 編:標準理学療法学・作業療法学 専門基礎分野 運動学. 医学書院, 2012.
15) 藤縄 理・赤坂清和・石井慎一郎 編:シンプル理学療法学シリーズ 運動学テキスト. 南江堂, 2010.
16) 津山直一・中村耕三 訳:新・徒手筋力検査法 原著第9版. 協同医書出版社, 2014.
17) G. Feher et al.:Anatomy Drawing School. Konemann UK Ltd., 1997.

●参考文献

18) D. J. Magee (岩倉博光・栢森良二　監訳)：運動器疾患の評価. 医歯薬出版, 1990.
19) J. Gross, J. Fetto, E. Rosen (石川　斉・嶋田智明　監訳)：筋骨格系検査法. 医歯薬出版, 1999.
20) Ronald McRae (小野啓郎　監訳)：図解　整形外科診察の進め方. 医学書院, 1985.
21) 明石　謙：リハビリテーション医学全書4　運動学. 医歯薬出版, 1973.
22) 鳥巣岳彦・他　編：標準整形外科学　第9版. 医学書院, 2005.
23) Stanley Hoppenfeld, M. D. (津山直一　監訳)：整形外科医のための神経学図説　脊髄・神経根障害レベルのみかた, おぼえかた. 南江堂, 1979.
24) Andrew Biel (阪本桂造　訳)：ボディ・ナビゲーション　改訂版. 医道の日本社, 2012.
25) 平澤哲雄・他：言語聴覚療法臨床マニュアル　改訂第2版. 協同医書出版社, 2004.

索 引

●あ●
アキレス腱 … 130
足の捻挫 … 141

●い●
咽頭 … 211
咽頭期 … 217
咽頭挙筋 … 212
咽頭収縮筋 … 212
インナーマッスル … 100

●う●
烏口突起 … 7
烏口腕筋 … 38
内がえし … 140
運動障害性構音障害 … 209

●え●
会陰横筋 … 184
腋窩隙 … 49
腋窩神経 … 27, 49, 96
X脚 … 145
円回内筋 … 50
嚥下障害 … 217
遠心性収縮 … 2, 48
円背 … 19

●お●
横隔神経 … 174
横隔膜 … 174
横隔膜呼吸 … 189
横舌筋 … 210
横断面 … 3
横突間筋 … 194
横披裂筋 … 213
オーバーテスト … 109
大振り歩行 … 187
オトガイ筋 … 220
オトガイ舌筋 … 210
オトガイ舌骨筋 … 205

●か●
外果 … 6, 7
回外筋 … 54

外後頭隆起 … 7
外肛門括約筋 … 184
外在筋 … 59
　──プラス肢位 … 91
外舌筋 … 210
回旋筋 … 194
回旋筋腱板 … 28, 30, 32, 33, 34
外側腋窩隙 … 49
外側胸筋神経 … 96
外側広筋 … 120
外側上顆 … 6, 7
外側足底神経 … 168
外側縦アーチ … 144, 159
外側直筋 … 226
外側頭直筋 … 216
外側翼突筋 … 224
外側輪状披裂筋 … 213
外反捻挫 … 141
外反母趾 … 153
外腹斜筋 … 178
外閉鎖筋 … 112
外肋間筋 … 172
かぎたばこ入れ … 79
鉤爪指 … 61, 165
顎舌骨筋 … 205
顎二腹筋 … 204
下後鋸筋 … 188
下斜筋 … 226
下唇下制筋 … 219
下垂手 … 70, 71
下前腸骨棘 … 7
下双子筋 … 111
鵞足 … 117, 129
鵞足炎 … 117
下腿骨 … 6
下腿三頭筋 … 131
肩関節周囲炎 … 29
下直筋 … 226
滑液鞘 … 67

229

●索 引

上腕二頭筋 ……………………… 40
食塊 …………………………… 217
食道期 ………………………… 217
食道裂孔 ……………………… 174
尻上がり現象 ………………… 121
深指屈筋 ……………………… 64
深層外旋筋 …………………… 113
深腓骨神経 …………………… 168

●す●

錐体筋 ………………………… 176
垂直軸 ………………………… 3
垂直舌筋 ……………………… 210
水平面 ………………………… 3
スカルパ三角 ………………… 123
スナフ・ボックス …………… 79
スパート筋 …………………… 43
スミス骨折 …………………… 53
スワンネック変形 ………… 76, 93

●せ●

正常吸気 ……………………… 189
正中神経 ………… 52, 65, 71, 96
　――麻痺 …………………… 71
正中面 ………………………… 3
生理的外反 …………………… 166
脊柱起立筋 …………………… 192
舌筋 …………………………… 210
舌骨下筋 ……………………… 206
舌骨上筋 ……………………… 204
舌骨舌筋 ……………………… 210
前額水平軸 …………………… 3
前額面 ………………………… 3
前鋸筋 ………………………… 10
前脛骨筋 ……………………… 139
前脛骨区画症候群 …………… 147
先行期 ………………………… 217
前骨間神経 …………………… 52, 96
　――麻痺 …………………… 52
仙骨神経叢 …………………… 168
浅指屈筋 ……………………… 62
前斜角筋 ……………………… 214
前頭筋 ………………………… 218
前頭直筋 ……………………… 216
浅腓骨神経 …………………… 168
前扁平足 ……………………… 155

前方引き出しテスト ………… 128
前腕骨 ………………………… 6

●そ●

双子筋 ………………………… 111
総指伸筋 ……………………… 74
僧帽筋 ……………………… 17, 20
足底弓蓋 ……………………… 161
足底筋 ………………………… 134
足底腱膜 ……………………… 163
足底腱膜炎 …………………… 163
足底方形筋 …………………… 162
側頭筋 ………………………… 222
側腹筋 ………………………… 181
側弯症 ………………………… 173
咀嚼筋 ………………………… 208
外がえし ……………………… 144

●た●

大円筋 ………………………… 36
大胸筋 ……………………… 22, 95
大頬骨筋 ……………………… 219
大後頭直筋 …………………… 198
第三腓骨筋 …………………… 146
大静脈孔 ……………………… 174
大腿筋膜張筋 ……………… 108, 123
大腿骨 ………………………… 6
　――頸部 …………………… 167
大腿四頭筋 …………………… 120
大腿神経 ……………………… 168
大腿直筋 ……………………… 120
大腿内転筋 …………………… 117
大腿二頭筋 …………………… 124
大腿方形筋 …………………… 111
大殿筋 ………………………… 102
　――歩行 …………………… 103
大転子 ……………………… 6, 7
大動脈裂孔 …………………… 174
大内転筋 ……………………… 114
大腰筋 ……………………… 95, 100
多裂筋 ………………………… 194
短趾屈筋 ……………………… 160
短趾伸筋 ……………………… 150
短掌筋 ………………………… 94
短小指屈筋 …………………… 82
短小趾屈筋 …………………… 157

索引

短橈側手根伸筋	69
短内転筋	118
短腓骨筋	143
短母指外転筋	84
短母指屈筋	82
短母趾屈筋	152
短母指伸筋	78
短母趾伸筋	151

●ち●

恥骨筋	115
恥骨結節	6
中間広筋	120
肘筋	47
中斜角筋	214
中足筋	165
中殿筋	104
虫様筋	90, 162
長胸神経	11, 96
腸脛靭帯炎	109
腸骨窩	6
腸骨筋	100
腸骨稜	7
長趾屈筋	137
長趾伸筋	146
長掌筋	56
長橈側手根伸筋	68
長内転筋	118
長腓骨筋	142
長母指外転筋	80
長母指屈筋	66
長母趾屈筋	136
長母指伸筋	77
長母趾伸筋	148
長母指伸筋腱断裂	79
腸腰筋	100
腸肋筋	190

●つ●

椎前筋	216
椎体	7
槌指	76
つまみ	93

●て●

| 低位麻痺 | 87 |
| 停止 | 2 |

テニス肘	70
テノデーシスアクション	70
デュシャンヌ型筋ジストロフィー	103
デュピュイトラン拘縮	57

●と●

ドゥ・ケルバン病	85
頭蓋	6
頭棘筋	191
橈骨	6
橈骨遠位端骨折	53, 79
橈骨神経	49, 71, 96
──麻痺	71
頭最長筋	192
等尺性収縮	2
橈側手根屈筋	58
頭長筋	216
等張性収縮	2
頭半棘筋	195
頭板状筋	200
トーマステスト	101
兎眼	221
徒手筋力検査法	5
トリガーポイント	17
トレンデレンブルグ徴候	105
とんび座り	145

●な●

内果	6
内在筋	59
──プラス肢位	91
──マイナス肢位	91
内舌筋	210
内側腋窩隙	49
内側胸筋神経	96
内側広筋	120
内側上顆	6
内側足底神経	168
内側縦アーチ	140, 153
内側直筋	226
内側翼突筋	224
内反尖足	131
内反捻挫	141
内腹斜筋	180
内閉鎖筋	110

●索 引

内肋間筋 ································ 172
●に●
握り ···································· 89
肉離れ ································ 125
乳様突起 ································ 7
●は●
薄筋 ·································· 116
バニオン ······························ 153
ばね指 ································· 63
ハムストリングス ····················· 125
バルサルバ効果 ······················· 193
半棘筋 ································ 194
半腱様筋 ························ 125, 126
板状筋 ································ 200
ハンマー槌趾 ························· 165
半膜様筋 ························ 125, 127
●ひ●
鼻筋 ·································· 218
腓骨 ····································· 6
腓骨神経 ······························ 168
腓骨頭 ··································· 7
鼻根筋 ································ 218
ヒップハイカー ······················· 187
腓腹筋 ································ 130
表情筋 ································ 218
ヒラメ筋 ························ 131, 132
●ふ●
ファレンテスト ························ 65
フィンケルシュタインテスト ········· 85
フォーク様変形 ························ 53
腹圧 ·································· 183
腹横筋 ································ 182
腹腔 ·································· 185
腹式呼吸 ······························ 189
腹直筋 ································ 176
腹直筋鞘 ······························ 179
プッシュアップ動作 ···················· 25
フットスラップ ······················· 140
ブリッジマッスル ······················ 25
フローマンサイン ······················ 83
分廻し歩行 ···························· 131
●へ●
閉鎖神経 ······························ 168
ベル麻痺 ······························ 221

変形性股関節症 ······················· 107
胼胝 ·································· 155
扁平足 ································ 161
●ほ●
方形回内筋 ······························ 51
縫工筋 ································ 122
母趾外転筋 ···························· 156
母指対立筋 ····························· 86
母指内転筋 ····························· 88
母趾内転筋 ···························· 154
●ま●
マッレットフィンガー ················· 76
●よ●
腰腸肋筋 ······························ 190
腰椎骨盤リズム ······················· 125
腰方形筋 ······························ 186
翼状肩甲 ································ 11
翼突筋 ································ 224
横アーチ ······························ 155
●ら●
ライトテスト ··························· 13
●り●
梨状筋 ································ 110
――症候群 ························ 113
リスター結節 ··························· 79
菱形筋 ····························· 18, 37
輪状甲状筋 ···························· 213
●ろ●
ローテーターカフ ······················ 33
肋骨 ····································· 7
肋骨呼吸 ······························ 189
●わ●
鷲手 ······························· 71, 91
腕神経叢 ···················· 13, 39, 215
――圧迫テスト ··················· 215
腕橈骨筋 ································ 44

●欧文字●

abductor digiti minimi muscle
 ·································· 84, 158
abductor hallucis muscle ··· 156
abductor pollicis brevis muscle ······ 84
abductor pollicis longus muscle ······ 80
adductor brevis muscle ············ 118

索 引

adductor hallucis muscle 154
adductor longus muscle 118
adductor magnus muscle 114
adductor pollicis muscle 88
Adson test 215
anconeus muscle 47
anterior vertebral muscle 216
antigravity muscle 133
biceps brachii muscle 40
biceps femoris muscle 124
brachialis muscle 42
brachioradialis muscle 44
clawfinger 61
Colles fracture 53
coracobrachialis muscle 38
deltoid musle 26
diaphragm 174
drop hand 70
extensor carpi radialis brevis
   muscle 69
extensor carpi radialis longus
   muscle 68
extensor carpi ulnaris muscle 72
extensor digiti minimi muscle 81
extensor digitorum brevis
   muscle 150
extensor digitorum longus
   muscle 146
extensor digitorum muscle 74
extensor hallucis brevis muscle 151
extensor hallucis longus muscle 148
extensor indicis muscle 75
extensor pollicis brevis muscle 78
extensor pollicis longus muscle 77
external abdominal oblique
   muscle 178
external intercostal muscle 172
facial muscle 218
flexor carpi radialis muscle 58
flexor carpi ulnaris muscle 60
flexor digiti minimi brevis
   muscle 82, 157
flexor digitorum brevis muscle 160
flexor digitorum longus muscle 137

flexor digitorum profundus
   muscle 64
flexor digitorum superficialis
   muscle 62
flexor hallucis brevis muscle 152
flexor hallucis longus muscle 136
flexor pollicis brevis muscle 82
flexor pollicis longus muscle 66
Froment's sign 83
gastrocnemius muscle 130
gemellus muscle 111
gluteus maximus muscle 102
gluteus medius muscle 104
gluteus minimus muscle 106
gracilis muscle 116
hamstrings 125
hip hiker 187
iliocostal muscle 190
iliopsoas muscle 100
infrahyoid muscle 206
infraspinatus muscle 30
internal abdominal oblique
   muscle 180
internal intercostal muscle 172
interossei muscle 92, 164
intrinsic muscles 213
latissimus dorsi muscle 24
levator scapulae muscle 16
lingual muscle 210
longissimus muscle 192
lumbrical muscle 90, 162
mallet finger 76
masseter muscle 222
MMT 5
Morley test 215
multifidus muscle 194
No man's land 63
obliquus capitis inferior muscle 198
obliquus capitis superior muscle 198
obturator externus muscle 112
obturator internus muscle 110
ocular muscle 226
opponens digit minimi muscle 86
opponens pollicis muscle 86

235

●索 引

palatine muscle	210
palmaris brevis muscle	94
palmaris longus muscle	56
pectineus muscle	115
pectoralis major muscle	22
pectoralis minor muscle	12
pelvic floor muscle	184
peroneus brevis muscle	143
peroneus longus muscle	142
peroneus tertius muscle	146
Phalen test	65
pharyngeal constrictor muscle	212
pharyngeal elevator muscle	212
piriformis muscle	110
plantaris muscle	134
popliteus muscle	134
pronator quadratus muscle	51
pronator teres muscle	50
pterygoid muscle	224
pyramidalis muscle	176
quadratus femoris muscle	111
quadratus lumborum muscle	186
quadratus plantae muscle	162
quadriceps femoris muscle	120
rectus abdominis muscle	176
rectus capitis posterior major muscle	198
rectus capitis posterior minor muscle	198
rhomboideus muscle	18
rotator cuff	33
rotatoris muscle	194
sartorius muscle	122
scalenus muscle	214
semimembranosus muscle	127
semispinalis muscle	194
semitendinosus muscle	126
serratus anterior muscle	10
serratus posterior inferior muscle	188
serratus posterior superior muscle	188
Smith fracture	53
soleus muscle	132
spinalis muscle	191
spinator muscle	54
splenius muscle	200
sternocleidmastoid muscle	202
subclavius muscle	14
subscapularis muscle	34
suprahyoid muscle	204
supraspinatus muscle	28
swan neck deformity	76
temporalis muscle	222
tensor fasciae latae muscle	108
teres major muscle	36
teres minor muscle	32
TFCC	73
tibialis anterior muscle	139
tibialis posterior muscle	138
transversus abdominis muscle	182
trapezius muscle	20
triceps brachii muscle	46
Wright test	215

236

【著者略歴】

飯島治之（いいじま はるゆき）

昭和54年3月	北海道大学理学部生物学科卒業
昭和54年4月	東京女子医科大学解剖学教室入局
平成10年4月	東京女子医科大学看護学部解剖学講師
平成16年4月	東京女子医科大学看護学部解剖学准教授
平成24年4月	了德寺大学客員教授
	東京女子医科大学医学部非常勤講師
平成27年4月	北海道リハビリテーション大学校解剖学講師

盆子原秀三（ぼんこはら しゅうぞう）

昭和61年3月	九州リハビリテーション大学校卒業
昭和61年4月	鹿島労災病院リハビリテーション科
平成元年4月	東京通信病院リハビリテーション科主任
平成8年1月	札幌総合医療専門学校理学療法科副学科長
平成12年4月	江東病院リハビリテーション室技師長
平成15年4月	了德寺学園両国リハビリテーション専門学校
平成22年4月	了德寺大学健康科学部理学療法学科教授

筋学ハンドブック　　　　　　　　　ISBN978-4-263-21936-2

2014年6月10日　第1版第1刷発行
2018年1月10日　第1版第4刷発行

著　者　飯　島　治　之
　　　　盆子原　秀　三

発行者　白　石　泰　夫

発行所　医歯薬出版株式会社

〒113-8612　東京都文京区本駒込1-7-10
TEL. (03) 5395-7628（編集）・7616（販売）
FAX. (03) 5395-7609（編集）・8563（販売）
https://www.ishiyaku.co.jp/
郵便振替番号 00190-5-13816

乱丁，落丁の際はお取り替えいたします．　　　印刷・真興社／製本・愛千製本所
© Ishiyaku Publishers, Inc., 2014. Printed in Japan

本書の複製権・翻訳権・翻案権・上映権・譲渡権・貸与権・公衆送信権（送信可能化権を含む）・口述権は，医歯薬出版（株）が保有します．

本書を無断で複製する行為（コピー，スキャン，デジタルデータ化など）は，「私的使用のための複製」などの著作権法上の限られた例外を除き禁じられています．また私的使用に該当する場合であっても，請負業者等の第三者に依頼し上記の行為を行うことは違法となります．

JCOPY ＜(社)出版者著作権管理機構　委託出版物＞

本書をコピーやスキャン等により複製される場合は，そのつど事前に(社)出版者著作権管理機構（電話 03-3513-6969，FAX 03-3513-6979，e-mail：info@jcopy.or.jp）の許諾を得てください．